GLUTEN- KOSTENLOSES DIÄT-KOCHBUCH

FÜR SENIOREN 2024

50Schnell, einfach undLeckere Rezepte, die Ihnen helfen, glutenfreie Gerichte zu meistern

DAVID GOMER

Inhaltsverzeichnis

- Gesunder Salat mit gegrilltem Lachs
- Kräuter-Knoblauch-Zitronen-Tilapia
- Tintenfisch mit Zucchini und Garnelen-Pho
- Gebackener Fisch mit Oliventapenade und Tomaten

KAPITEL 7

- Vegetarische Hauptgerichte
- Geschmackvolle, mit Quinoa gefüllte Paprika
- Lasagne mit Auberginen
- Spinat-Kichererbsen-Curry
- Mit Spinat und Pilzen gefüllte Portobello-Pilze
- Gefüllte Paprika mit Linsen und Gemüse

KAPITEL 8

- Begleitungen und Beilagen
- Geschmortes Gemüse mit Knoblauch und Kräutern
- Grünkohl-, Schwarzbohnen- und Quinoa-Salat
- Süßkartoffelspalten mit geröstetem Knoblauch
- Pilaw mit Blumenkohl und Reis
- Sprossen mit Balsamico-Glasur
- Blumenkohlpüree mit Knoblauch und Schnittlauch

- Frischer Minz-Wassermelonen-Slush

Ein gastronomisches Abenteuer für die Gesundheit:

- Eine 14-tägige glutenfreie Diät

ABSCHLUSS

- Umfassen Sie einen glutenfreien Lebensstil

EINFÜHRUNG

Der glutenfreie Lebensstil hat sich in der Welt der Lebensmittelauswahl zu mehr als einer vorübergehenden Modeerscheinung entwickelt. Für viele ist es ein lebensveränderndes Streben nach mehr Gesundheit und Selbstbewusstsein. Erleben Sie den Reichtum einer glutenfreien Lebensweise mit diesem Kochbuch, das mehr als nur eine Zusammenstellung von Rezepten ist; Es lädt Sie ein, eine Welt voller Aromen und Nährstoffe zu entdecken, ohne auf Gluten zu verzichten.

Die glutenfreie Diät: Ein umfassender Leitfaden

Der Ausschluss von Gluten, einem Protein, das in Weizen, Gerste, Roggen und deren Derivaten vorkommt, ist der grundlegende Grundsatz der glutenfreien Ernährung. Eine glutenfreie Ernährung ist für die Gesundheit und das Wohlbefinden von Menschen, die an Zöliakie oder einer Glutenunverträglichkeit leiden, unerlässlich. Viele Menschen haben diese Lebensweise angenommen, um die Gesundheit des Verdauungssystems, die Entzündungsbekämpfung und die allgemeine Vitalität zu verbessern. Die Vorteile gehen jedoch über die medizinische Notwendigkeit hinaus.

Positives und Negatives

Obwohl die glutenfreie Ernährung kein Zuckerschlecken ist, gleichen die Vorteile die Nachteile mehr als aus. Menschen berichten typischerweise von mehr Energie, einer besseren Verdauung und einem insgesamt besseren Gefühl, nachdem sie glutenfrei sind. Ziel dieses Kochbuchs ist es, diese guten Eigenschaften hervorzuheben und gleichzeitig die üblichen Hürden beim glutenfreien Kochen zu überwinden. Es ist eine großartige Ressource sowohl für diejenigen, die mit diesem Lebensstil noch nicht vertraut sind, als auch für diejenigen, die sich darin gut auskennen.

Entdecken Sie die glutenfreie Welt

Auf den ersten Blick scheint die glutenfreie Ernährung ein großes Unterfangen zu sein. Der Perspektivwechsel, der Blick auf andere Zutaten und das Überdenken alter Rezepte gehören dazu. Andererseits haben Sie die Möglichkeit, eine große Auswahl an glutenfreiem Getreide, Mehl und gesunden Zutaten zu entdecken, die glutenhaltige Alternativen ersetzen und sogar übertreffen können.

Machen Sie sich bereit für eine epikureische Reise

Mit seiner sorgfältig ausgewählten Auswahl an fünfzig abwechslungsreichen und köstlichen glutenfreien Gerichten fungiert dieses Kochbuch als Ihr Leitfaden auf Ihrer kulinarischen Reise. Jedes Gericht, vom herzhaften Frühstück bis zum dekadenten Hauptgericht, von süßen Desserts bis hin zu kühlen Getränken, wird sorgfältig zubereitet mit dem Ziel, diätetische Einschränkungen zu respektieren und gleichzeitig die Qualität der Speisen und das kulinarische Erlebnis insgesamt zu verbessern. Glutenfrei ist hier eine Einladung, die Reichtümer der Natur zu entdecken, keine Einschränkung.

Gesundheit umfassend betrachten

Der glutenfreie Lebensstil umfasst mehr als nur gesundes Kochen. Eine tiefere Verbindung zu den Nährstoffen, die unser Körper braucht, kann durch die Förderung einer achtsamen Ernährung gefördert werden. Wenn Sie sich mit diesen Gerichten befassen, werden Sie feststellen, dass es beim glutenfreien Leben nicht nur darum geht, bestimmte Lebensmittel wegzulassen. Es geht darum, eine völlig neue Welt voller Aromen, Texturen und ernährungsphysiologischer Vorteile zu entdecken.

Beginnen Sie Ihr glutenfreies kulinarisches Abenteuer

Dieses Kochbuch soll motivieren, aufklären und vor allem Ihren Appetit stillen, unabhängig davon, wie gut Sie mit dem glutenfreien Lebensstil vertraut sind.

Begleiten Sie mich auf einem glutenfreien kulinarischen Abenteuer, das über die Regeln hinausgeht und die Freude an einem leckeren, gesunden Leben genießt und gleichzeitig Aromen genießt, die Sie umhauen werden. Hier ist Glutenfreiheit mehr als nur eine Diät; Es ist eine aufregende und lohnende Wahl für den Lebensstil.

KAPITEL 1

Der Gluten-Mythos: Ein Leitfaden für Anfänger zu einem glutenfreien Lebensstil

Wer sich in die glutenfreie Küche wagt, muss sich gründlich mit Gluten auskennen, einem komplexen Protein, das für die Struktur zahlreicher Getreidearten unerlässlich ist. Weizen, Gerste und Roggen sind reichhaltige Quellen für Gluten, die kohäsive Komponente, die klassischen Brot- und Backwaren ihre charakteristische Elastizität und Textur verleiht.

Gluten verursacht bei Menschen mit Zöliakie oder Glutenunverträglichkeit eine Vielzahl unangenehmer Symptome, von Magen-Darm-Beschwerden bis hin zu ernsthaften Gesundheitsproblemen. Daher ist es für eine glutenfreie Ernährung wichtig zu wissen, wo Gluten herkommt und welche Auswirkungen es auf unseren Körper hat.

Gluten verstehen: sichere und gefährliche Substanzen

Die Beherrschung der Kunst der Identifizierung glutenfreier Inhaltsstoffe ist für die Aufrechterhaltung einer glutenfreien Ernährung und Lebensweise unerlässlich. Trotz des offensichtlichen Vorhandenseins von Gluten in Weizenmehl, Gerstenmalz und Roggen ist vielen Menschen nicht bewusst, dass verstecktes Gluten in Gewürzen, Fertiggerichten und Soßen enthalten sein kann.

Mithilfe dieses Abschnitts des Kochbuchs können Menschen lernen, glutenhaltige und glutenfreie Produkte zu erkennen. Zu lernen,

Etiketten zu entziffern und Zutaten genau zu untersuchen, ist ein wichtiger Schritt auf dem Weg zu einer glutenfreien Küche.

Glutenfreies Backen: Die Kunst glutenfreier Ersatzstoffe und Mehle beherrschen

Obwohl es wie ein kulinarisches Hindernis erscheinen mag, öffnet der Verzicht auf herkömmliches Weizenmehl tatsächlich die Tür zu einer Welt voller anderer Mehle und Alternativen. Der glutenfreie Schrank ist eine wahre Fundgrube an Alternativen, darunter Mehle aus Nüssen wie Mandeln und Kokosnüssen sowie Urgetreidesorten wie Quinoa und Buchweizen.

Dieses Kochbuch untersucht die Qualitäten verschiedener glutenfreier Mehle und bietet Details zu deren Texturen, Geschmacksprofilen und empfohlenen Verwendungszwecken. Ganz gleich, ob Sie ein leichtes Gebäck oder einen dicken Laib Brot zubereiten: Köche, die sich die Zeit nehmen, die Feinheiten verschiedener Mehle kennenzulernen, sind besser in der Lage, altehrwürdige Traditionen zu bewahren und zu verbessern.

Unverzichtbare glutenfreie Küchenutensilien: Geschmacksgrundlagen

Das Zusammenstellen der Geschmackskomponenten ähnelt dem Auffüllen einer glutenfreien Speisekammer. In diesem Teil des Kochbuchs erhalten Sie einen Überblick über die Grundnahrungsmittel für die glutenfreie Speisekammer, darunter natürlich glutenfreies Getreide wie Mais und Reis sowie glutenfreie Sojasauce und Tamari.

Darüber hinaus wird die Funktion von Bindemitteln wie Xanthan untersucht und gezeigt, wie wichtig sie dafür sind, dass glutenfreie Backwaren ihre gewünschte Textur erreichen. Mit diesen Informationen können Menschen getrost glutenfreies Kochen in Angriff nehmen und verstehen, dass eine gut gefüllte Speisekammer eine Welt voller leckerer Möglichkeiten eröffnet.

Wenn Sie neu in der glutenfreien Küche sind und wissen möchten, was Sie tun, ist der Abschnitt „Grundlagen für glutenfreies Kochen" ein guter Ausgangspunkt. Einzelpersonen können sich nicht nur an eine glutenfreie Küche anpassen, sondern auch erfolgreich sein, indem sie sich über Gluten informieren, die Zutatenetiketten lesen und die Vielfalt glutenfreier Mehle genießen. Dies eröffnet eine Welt voller Aromen, die die Grenzen des glutenfreien Lebens auf ein neues Niveau hebt.

Beginnen Sie ein glutenfreies Küchenabenteuer: Was Sie wissen müssen

Der erste Schritt zur Eroberung der glutenfreien Küche besteht darin, Ihre Küche mit allen notwendigen Zutaten und Utensilien auszustatten. Diese glutenfreien Küchenutensilien, von alternativen Mehlen bis hin zu Spezialgeräten, eröffnen ein völlig neues Reich an Geschmäckern, Texturen und Möglichkeiten.

1. Die Grundlage des glutenfreien Backens: Glutenfreie Mehle und Ersatzstoffe

Der erste Schritt, um Ihren inneren Koch zu entfesseln, besteht darin, Ihren Vorratsschrank mit verschiedenen glutenfreien Mehlen zu füllen. Sie können Ihren Gerichten neue Texturen und Aromen verleihen, indem Sie flexible Mehlalternativen wie Mandel-, Kokos-, Tapioka- oder Reismehl verwenden. Ganz gleich, ob Sie lockere Kuchen oder dichtes Brot backen: Wenn Sie die Feinheiten der einzelnen Mehle kennen, können Sie das Mehl auswählen, das am besten zum Rezept passt.

2. Mit Bindemitteln und Verdickungsmitteln die richtige Dicke erzielen

Beim glutenfreien Backen werden häufig Bindemittel und Verdickungsmittel benötigt, um die gewünschte Konsistenz zu erhalten. In Ihrem kulinarischen Werkzeugkasten dürfen Xanthan, Guarkernmehl und Pfeilwurzpulver nicht fehlen. Sie verhindern, dass Backwaren zerfallen und sorgen als Stabilisatoren für eine köstliche Soßen- oder Soßentextur. Eine Fülle neuer kulinarischer Möglichkeiten eröffnet sich, sobald man sich mit der Verwendung dieser glutenfreien Bindemittel vertraut macht.

3. Glutenfreier Hafer: Eine gesunde Grundlage für eine Vielzahl von Rezepten

Glutenfreie Haferflocken sind unverzichtbar und können nicht nur zum Frühstück verwendet werden. Dank ihres hohen Vitamin- und Ballaststoffgehalts bilden sie eine gesunde Grundlage für süße und herzhafte Rezepte. Sie können glutenfreie Haferflocken bedenkenlos zu Ihrem Repertoire hinzufügen, indem Sie auf dem Etikett nachsehen. Dann können Sie entdecken, wie diese vielseitige Zutat sowohl süße als auch herzhafte Gerichte verfeinern kann.

4. Glutenfreie Spezialprodukte: Vereinfachung ohne Verzicht

Obwohl glutenfreie Diäten auf Vollwertkost basieren, gibt es Nischenprodukte, die das Leben einfacher machen können, ohne auf Geschmack oder Qualität zu verzichten. Entdecken Sie mit glutenfreier Sojasauce, Tamari und Pasta neue Möglichkeiten, beliebte Rezepte zu genießen, ohne Kompromisse beim Geschmack einzugehen. Diese sorgfältig ausgewählten und enthaltenen Produkte ermöglichen eine abgerundete glutenfreie Küche, die den unterschiedlichsten kulinarischen Vorlieben gerecht wird.

5. Verwendung spezieller Utensilien für die glutenfreie Lebensmittelzubereitung: Gewährleistung der Objektivität

Eine glutenfreie Küche muss der Vermeidung von Kreuzkontaminationen Priorität einräumen. Um Ihre Backwaren glutenfrei zu halten, empfiehlt es sich, bestimmte Schneidebretter, Backbleche und Utensilien beiseite zu legen. Durch den Kauf spezieller

Geräte können Sie sicher sein, dass jedes Produkt sorgfältig und ohne Verwendung von Gluten zubereitet wird, wodurch die Integrität Ihrer glutenfreien Ernährung geschützt wird.

6. Backen Sie selbstbewusst mit erstklassigen Backformen

Um beim glutenfreien Backen die besten Ergebnisse zu erzielen, ist es wichtig, die richtigen Pfannen zu verwenden. Wichtige Elemente, die ein Anhaften und ungleichmäßiges Garen verhindern, sind antihaftbeschichtete Oberflächen und eine gleichmäßige Wärmeverteilung. Stellen Sie sicher, dass Ihre glutenfreien Leckereien genauso gut aussehen, wie sie schmecken, indem Sie hochwertiges Backgeschirr wie Muffinformen und Kuchenformen verwenden.

7. Glutenfreie Arbeitspferde in der Küche: Die Küchenmaschine und der Mixer

Für glutenfreies Kochen sind ein Mixer und eine Küchenmaschine unverzichtbare Geräte.

Diese Geräte bieten eine Welt voller kulinarischer Möglichkeiten, vom einfachen Mahlen von Nüssen zu Mehl bis hin zur Herstellung von cremigen und reichhaltigen Saucen. Sie können damit die Textur und den Geschmack glutenfreier Lebensmittel verbessern und sind besonders hilfreich bei der Verwendung von Vollwertprodukten und alternativen Mehlen.

Wenn Sie diese Grundnahrungsmittel zur Hand haben, sind Sie am Ende des Tages bestens gerüstet für ein wunderbares glutenfreies Kochabenteuer. Ihre glutenfreien Gerichte werden ein voller Erfolg, denn jede Zutat ist wichtig. Denken Sie bei der Zusammenstellung dieser Instrumente daran, dass eine gut ausgestattete Küche einem größeren Zweck dient als nur der Zweckmäßigkeit. Es ermöglicht Ihnen, das glutenfreie Leben voll und ganz zu genießen und jedes Gericht in eine künstlerische Darstellung von Geschmack, Textur und kulinarischem Können zu verwandeln.

KAPITEL 2

Frühstücksfreuden

Für diejenigen, die sich glutenfrei ernähren, ist das Frühstück eine Gelegenheit, sich vor Beginn des Tages mit köstlichen, nahrhaften Aromen zu stärken. Um sicherzustellen, dass Ihr glutenfreies Frühstück mehr als nur eine Mahlzeit ist, probieren Sie diese fünf Rezepte aus, die eine Harmonie aus Aromen, Texturen und gesunden Zutaten bieten.

Schüssel Quinoa

Was du brauchst:

1 Tasse gewaschener Quinoa

• 2 Tassen vegane Milch

1 Teelöffel Ahornsirup

• Ein Teelöffel Vanillearoma

• Ein bisschen Salz

- Topping-Zutaten: gehobelte Mandeln und frische Beeren

Anweisungen:

1. Den Ahornsirup mit Quinoa, Mandelmilch, Vanilleessenz und etwas Salz in einem mittelgroßen Topf schmelzen.

2. Um die Quinoa zu kochen und den Brei einzudicken, bringen Sie die Zutaten zum Kochen, reduzieren Sie dann die Hitze auf eine niedrige Stufe, decken Sie sie ab und lassen Sie sie etwa fünfzehn bis zwanzig Minuten köcheln.

3. Mit gehackten Mandeln garnieren und heiß mit frischen Beeren servieren.

Nährstoffwert pro Portion:

- ~320 Kalorien

- 100 mg Protein

Fett: 8 Gramm

52g Kohlenhydrate

6 Gramm Ballaststoffe

- 8 Gramm Zucker

Nutella-Pfannkuchen

Was du brauchst:

Verwenden Sie eine Tasse Mandelmehl.

2 Teelöffel Kokosmehl

• Ein Teelöffel Backpulver

Salz, 1/4 Teelöffel

• Zwei große Eier

Zwei Drittel Tasse Mandelmilch

1 Teelöffel Ahornsirup

• Ein Teelöffel Vanillearoma

• Kochen mit Kokosöl

Anweisungen:

1. Mandelmehl, Kokosmehl, Backpulver und Salz in einer Rührschüssel vermischen.

2. Mandelmilch, Ahornsirup und Vanilleessenz zu den geschlagenen Eiern in einer separaten Schüssel hinzufügen. Gründlich vermischen.

3. Die trockenen Zutaten unter die feuchte Masse rühren, bis ein Teig entsteht.

4. Kokosöl sollte in einer Pfanne bei mittlerer Hitze erhitzt werden. Machen Sie Pfannkuchen, indem Sie den Teig in eine Pfanne geben.

5. Sobald sich oben Blasen bilden, wenden und eine weitere Minute garen.

6. Mit allem belegen, was Sie möchten, und warm genießen.

Nährwert (basierend auf 2 Pfannkuchen):

•~280 Kalorien

11, Gramm Protein

29 Gramm Fett

12g Kohlenhydrate

Ballaststoffe: 4 Gramm

vier Gramm Zucker

Chia-Samen-Dessert

Was du brauchst:

• Chiasamen, 1/4 Tasse

1 Tasse Milch aus Kokosnuss

• Ein Esslöffel Ahornsirup oder Honig

• 1/2 Teelöffel Duft (Vanille)

• Gehacktes, frisches Obst

Anweisungen:

1. Chiasamen, Kokosmilch, Honig (oder Ahornsirup) und Vanilleessenz in einer Schüssel oder einem Behälter vermischen. Zum Kombinieren umrühren.

2. Achten Sie darauf, die Chiasamen gründlich zu vermischen, damit sie gleichmäßig verteilt sind. Stellen Sie sicher, dass Sie es mindestens zwei Stunden, am besten über Nacht, im Kühlschrank lagern.

3. Vor dem Servieren gut umrühren. Geben Sie etwas frisches Obst darüber.

Nährstoffwert pro Portion:

• 220 Kalorien

4 Gramm Protein

- 16 Gramm Fett

18g Kohlenhydrate

10, g Ballaststoffe

- 6 Gramm Zucker

Haferflocken-Bananen-Muffins

Was du brauchst:

• Zwei reife Bananen zerdrücken

Eier, zwei

3/4 Tasse geschmolzenes Kokosöl

• Honig oder Ahornsirup, 1/3 Tasse

• Ein Teelöffel Vanillearoma

2 Tassen glutenfreie Haferflocken

• Ein Teelöffel Backpulver

• Backpulver, ein halber Teelöffel

Salz, 1/4 Teelöffel

Falls gewünscht, 1/2 Tasse gehackte Nüsse oder Schokoladenstückchen hinzufügen.

Anweisungen:

1. Bereiten Sie ein Muffinblech vor, indem Sie es mit Papierförmchen auslegen und den Ofen auf 350 °F (175 °C) vorheizen.

2. Die Bananen zerdrücken und die Eier hinzufügen. Das geschmolzene Kokosöl, den Honig (oder Ahornsirup) und die Vanilleessenz unterrühren. In eine Schüssel geben.

3. Salz, Natron, Backpulver und Haferflocken in einer separaten Schüssel vermischen.

4. Mischen Sie die trockenen und nassen Zutaten, bis sie kaum noch vermischt sind. Wenn Sie Schokoladenstückchen oder Nüsse verwenden, falten Sie diese unter.

5. Den Teig in die Muffinformen füllen und 18 bis 20 Minuten backen, oder bis ein Zahnstocher in der Mitte sauber herauskommt.

6. Lassen Sie die Muffins vor dem Servieren abkühlen.

Kaloriengehalt (für einen Muffin):

Kalorienaufnahme: 180

4 Gramm Protein

Fett: 8 Gramm

• 25 Gramm Kohlenhydrate

3,0 g Ballaststoffe

(10 Gramm) Zucker

Frucht- und Joghurtzubereitung

Was du brauchst:

3/4 Tasse griechischer Joghurt

1/2 Tasse glutenfreies Müsli

• Eine halbe Tasse verschiedene Beeren, wie Himbeeren, Blaubeeren und Erdbeeren

• Mit Honig oder Ahornsirup beträufeln.

Anweisungen:

1. Griechischer Joghurt, glutenfreies Müsli und verschiedene Beeren sollten in einer Schüssel oder einem Glas geschichtet werden.

2. Weiter schichten, bis der Behälter voll ist.

3. Zum Abschluss etwas Honig oder Ahornsirup darüber träufeln.

4. Genießen Sie die köstlichen Schichten sofort, indem Sie sie heiß servieren.

Nährstoffwert pro Portion:

•~280 Kalorien

18, g Protein

Fett: 8 Gramm

• 35 Gramm Kohlenhydrate

- 5 g Ballaststoffe

die Zuckermenge: fünfzehn Gramm

Diese Frühstücksrezepte sind nicht nur glutenfrei, sondern bieten Ihnen auch einen nahrhaften und geschmackvollen Start in den Tag. Machen Sie jeden Morgen Ihrer glutenfreien Reise zu etwas Besonderem, indem Sie neue Toppings und Variationen ausprobieren.

KAPITEL 3

Vorspeisen und Snacks

Gönnen Sie sich einen unvergleichlichen glutenfreien kulinarischen Ausflug mit einer Auswahl an köstlichen Vorspeisen und Snacks. Diese glutenfreien Rezepte reichen von herzhaft gefüllten Champignons bis hin zu knusprigen Zucchini-Küchlein und sie werden alle Ihren Appetit stillen. Begeben Sie sich auf ein kulinarisches Abenteuer.

gebratene Zucchini

Was du brauchst:

Zwei mittelgroße Zucchini, geschält und gewürfelt

- Ein Teelöffel Salz

glutenfreies Mehl, 1/4 Tasse

• geriebener Parmesankäse (ca. 1/4 Tasse)

Ein geschlagenes Ei

- 1/2 Teelöffel Knoblauchpulver

- ein viertel Teelöffel schwarzer Pfeffer

Zum Braten Olivenöl verwenden.

Anweisungen:

1. Nach dem Reiben der Zucchini diese in ein Sieb geben und mit Salz würzen. 10 Minuten beiseite stellen. Entfernen Sie überschüssige Feuchtigkeit durch Auspressen.

2. Geben Sie etwas glutenfreies Mehl, Parmesankäse, ein Ei, etwas Knoblauchpulver und etwas schwarzen Pfeffer hinzu und vermischen Sie alles in einer Schüssel.

3. Das Olivenöl in einer Pfanne bei mittlerer Hitze köcheln lassen, bis es eindickt. Den Teig in die Pfanne gießen und backen, bis daraus Krapfen entstehen.

4. Nachdem Sie das Fleisch von allen Seiten gebräunt haben, nehmen Sie es aus der

Pfanne und tupfen Sie es mit einem Papiertuch trocken.

5. Mit einem Klecks griechischem Joghurt oder einer Soße ohne Gluten garnieren und warm genießen.

Kalorienaufschlüsselung (für eine Portion vier Krapfen):

Kalorienaufnahme: 180

8, g Protein

die Fettmenge: 10 Gramm

16 Gramm Kohlenhydrate

3,0 g Ballaststoffe

vier Gramm Zucker

Mit Bonbons überzogene Kartoffelchips

Was du brauchst:

• Zwei große Süßkartoffeln in dünne Scheiben schneiden.

die benötigte Menge Olivenöl, also zwei Esslöffel

Ein Teelöffel Paprika

Salz, ein halber Teelöffel

• ein viertel Teelöffel schwarzer Pfeffer

Anweisungen:

1. Ein Backblech mit Backpapier auslegen und den Ofen auf 375 °F, also 190 °C, einstellen.

2. Rollen Sie die Süßkartoffelscheiben in einer Schüssel in einer Mischung aus Olivenöl, Paprika, Salz und schwarzem Pfeffer, bis sie gleichmäßig bedeckt sind.

3. Verteile die Scheiben gleichmäßig auf dem Backblech, das du gerade gemacht hast.

4. Um knusprige und goldene Chips zu erhalten, backen Sie sie 15 bis 20 Minuten lang und wenden Sie sie nach der Hälfte der Zeit einmal um.

5. Vor dem Genießen vollständig abkühlen lassen.

Nährstoffwert pro Portion:

•-120 Kalorien

2, Gramm Protein

• 7g Fett

• 14 Gramm Kohlenhydrate

Ballaststoffe: 2 Gramm

3 Gramm Zucker

Gemüsesticks mit Guacamole

Was du brauchst:

Drei zerdrückte, reife Avocados

- Gewürfelte Tomate, eine (1)

- Fein gehackte rote Zwiebel, eine halbe

- Gehackte Knoblauchzehe

Der Saft einer Limette

Zum Würzen Salz und Pfeffer hinzufügen.

- Karotten, Gurken, Paprika und anderes Dip-Gemüse am Stiel

Anweisungen:

1. Die zerdrückten Avocados, die gewürfelten Tomaten, die geschnittenen roten Zwiebeln, den gehackten Knoblauch, den Limettensaft, Salz und Pfeffer auf einer Platte anrichten. Gründlich vermischen.

2. 30 Minuten lang in den Kühlschrank stellen, damit sich die Aromen verbinden, nachdem die Gewürze je nach Geschmack angepasst wurden.

3. Ordnen Sie verschiedene Gemüsesticks auf einer Platte an und servieren Sie die gekühlte Guacamole dazu.

Nährstoffwert pro Portion:

Kalorienaufnahme: 180

3 Gramm Protein

Fett: fünfzehn Gramm

• 14 Gramm Kohlenhydrate

Ballaststoffe: 9 Gramm

zwei Gramm Glukose

Artischocken-Spinat-Dip

Was du brauchst:

1 Tasse gehackter gefrorener Spinat, aufgetaut und abgespült

• Abgetropfte und gewürfelte Artischockenherzen, eine Dose

1 Tasse Mayonnaise

- Eine Tasse Sauerrahm

• Eine Tasse Parmesankäse, gerieben

• Eine Tasse grob gehackter Mozzarella

• Ein Teelöffel Chilipulver

Zum Würzen Salz und Pfeffer hinzufügen.

• Glutenfreie Tortillachips

Anweisungen:

1. Schalten Sie den Ofen auf hohe Hitze (375 °F, 190 °C).

2. Gehackte Artischockenherzen, Spinat, Mayonnaise, Sauerrahm, Parmesan, Mozzarella, Knoblauchpulver, Salz und Pfeffer in eine Schüssel geben. Gehackte Mayonnaise und geriebenen Mozzarella hinzufügen. Gründlich vermischen.

3. Geben Sie die Mischung nach 25 bis 30 Minuten oder bis sie sprudelt und goldbraun ist, in eine Auflaufform.

4. Nach ein paar Minuten Abkühlen mit glutenfreien Tortillachips servieren.

Nährstoffwert pro Portion:

• 220 Kalorien

Es sind 6 Gramm Protein enthalten.

28 Gramm Fett

• 7 Gramm Kohlenhydrate

Ballaststoffe: 2 Gramm

zwei Gramm Glukose

Gehackte Pilze

Was du brauchst:

Zwölf große Pilze mit abgeschnittenem Stiel

Gekochter und zerkrümelter glutenfreier Knaller, ein halbes Pfund

Zwei Drittel Tasse Frischkäse

• Eine viertel Tasse Parmesankäse, gerieben

• 2 gehackte Knoblauchzehen

• Gehackte frische Petersilie, 1 Esslöffel abmessen

Zum Würzen Salz und Pfeffer hinzufügen.

Anweisungen:

1. In einer gefetteten Auflaufform kochen, bis die Temperatur 375 °F oder 190 °C erreicht.

2. Zerbröckelte Wurst, Frischkäse, Parmesan, gehackte Petersilie, gehackten Knoblauch, Salz und Pfeffer in einer Schüssel vermengen.

3. Bevor Sie die Kappen der Pilze in die Auflaufform legen, löffeln Sie die Mischung hinein.

4. Nach 20 bis 25 Minuten im Ofen sollte die Füllung braun und die Pilze weich sein.

5. Als köstliche glutenfreie Vorspeise warm servieren.

Nährstoffdichte (für 2 Pilze):

Kalorienaufnahme: 180

• 100 mg Protein

Fettgehalt: 14 Gramm

4, Gramm Kohlenhydrate

1 Gramm Ballaststoffe

zwei Gramm Glukose

Tauchen Sie ein in die geschmackliche und texturierte Welt dieser glutenfreien Knabbereien und Vorspeisen.

Süßkartoffelchips mit angenehmer Knusprigkeit und Spinat-Artischocken-Dip mit cremiger Fülle sind nur zwei Beispiele für köstliche Leckereien, die man bei einer glutenfreien Diät genießen kann. Diese köstlichen Leckereien eignen sich ideal zum Teilen mit Freunden und der Familie oder zum ruhigen Nachdenken, also geben Sie Ihrem Verlangen nach.

KAPITEL 4

Suppen und Salate

Tauchen Sie ein in die lebendige Welt glutenfreier Salate und Suppen, in denen nahrhafte Zutaten zu einem kulinarischen Meisterwerk harmonieren. Dieses glutenfreie Kochbuch bietet alles, was Sie brauchen, von einer Schüssel wärmender Butternusskürbissuppe bis hin zu einem leichten und erfrischenden Salat aus Grünkohl und Quinoa.

Suppe mit Butternusskürbis

Was du brauchst:

Einen großen Butternusskürbis schälen, entkernen und würfeln.

• Eine Zwiebel hacken.

• 2 fein geschnittene Karotten

Zwei Äpfel hacken, schälen und entkernen.

- Vier Tassen Gemüsebrühe

- Gemahlener Zimt, 1 Teelöffel abmessen

- Muskatnusspulver, 1/2 Teelöffel

Zum Würzen Salz und Pfeffer hinzufügen.

die benötigte Menge Olivenöl, also zwei Esslöffel

- Nach Belieben griechischen Joghurt oder Kokoscreme darüber geben

Anweisungen:

1. Olivenöl in einem großen Topf langsam köcheln lassen. Die gewürfelten Karotten und Zwiebeln anbraten, bis sie weich sind.

2. Mit Salz und Pfeffer würzen und dann den gewürfelten Butternusskürbis, die Äpfel, die Gemüsebrühe, Zimt und Muskatnuss unterrühren. Wenn der Kürbis fast fertig gekocht ist, reduzieren Sie die Hitze auf eine niedrige Stufe und lassen Sie ihn köcheln.

3. Pürieren Sie die Suppe mit einem Stabmixer, bis eine glatte Konsistenz entsteht. Eine andere Möglichkeit besteht darin, kleinere Portionen zu kombinieren.

4. Passen Sie die Gewürze nach Bedarf an. Erwärmen Sie es und geben Sie nach Belieben etwas griechischen Joghurt oder Kokoscreme darüber.

Nährstoffwert pro Portion:

Kalorienaufnahme: 180

2, Gramm Protein

6 Gramm Fett

• 35 Gramm Kohlenhydrate

6 Gramm Ballaststoffe

(10 Gramm) Zucker

Salat mit Quinoa und Grünkohl

Was du brauchst:

1 Tasse Quinoa kochen und abkühlen lassen.

4. Hacken Sie die Stiele von 4 Tassen Grünkohl und entfernen Sie sie.

• Halbierte Kirschtomaten, 1 Tasse abmessen

• Eine gewürfelte Gurke

• Eine halbe rote Zwiebel in dünne Scheiben schneiden

• Eine halbe Tasse Fetakäse zerkrümelt

• Natives Olivenöl extra, 1/4 Tasse abmessen

2 EL Balsamico-Essig

• Ein Teelöffel Dijon-Senf

Zum Würzen Salz und Pfeffer hinzufügen.

Anweisungen:

1. Die gekochte Quinoa, den gehackten Grünkohl, die Kirschtomaten, die Gurke, die

roten Zwiebeln und den zerbröckelten Feta-Käse in einer großen Schüssel verrühren.

2. Für das Dressing Olivenöl, Balsamico-Essig, Dijon-Senf, Salz und Pfeffer in einer kleinen Schüssel vermischen und verrühren.

3. Den Salat gründlich bestreichen, indem man das Dressing darüberträufelt und schwenkt.

4. Lassen Sie es eine halbe Stunde im Kühlschrank, damit sich die Aromen verbinden, bevor Sie es servieren.

Nährstoffwert pro Portion:

•320 Kalorien

neun Gramm Protein

28 Gramm Fett

Menge an Kohlenhydraten: 32 Gramm

• 5 g Ballaststoffe

vier Gramm Zucker

Limettensuppe mit Hühnchen und Avocado

Was du brauchst:

Ein Pfund Hähnchenbrust ohne Haut und Knochen

- Vier Tassen Hühnerbrühe

• Abgetropfte, gewürfelte Tomaten, eine Dose

• Eine Zwiebel hacken.

• Gehackter Knoblauch, drei Zehen

1 Teelöffel Kreuzkümmelpulver

• Ein Teelöffel Kreuzkümmelpulver

Zum Würzen Salz und Pfeffer hinzufügen.

Saft für zwei Limetten

Zwei gewürfelte Avocados

Um das Ganze abzurunden, etwas frischer Koriander

Anweisungen:

1. Hähnchenbrust, Brühe, Tomaten, Zwiebeln, Knoblauch, Kreuzkümmel, Chilipulver, Salz und Pfeffer in einen großen Topf geben und zum Kochen bringen.

2. Sobald die Mischung kocht, die Hitze reduzieren und 15–20 Minuten köcheln lassen, oder bis das Huhn gar ist.

3. Bevor Sie das Hähnchen wieder in den Topf geben, nehmen Sie es heraus und zerkleinern Sie es.

4. Geben Sie die gewürfelten Avocados und den Limettensaft hinzu. Vorsichtig mischen, bis alles gut vermischt ist.

5. Erhitzen und mit einer Prise gehacktem Koriander servieren.

Nährstoffwert pro Portion:

- 280 Kalorien

22 Gramm Protein

Fett: fünfzehn Gramm

15, Gramm Kohlenhydrate

- 7 g Ballaststoffe

vier Gramm Zucker

Spinat- und Caprese-Spieße

Was du brauchst:

Verwenden Sie einen halben Liter Kirschtomaten.

- Eine Dose frische Mozzarellastücke

* Frisch gepflückte Basilikumblätter

- Balsamico-Glasur für zusätzlichen Geschmack

Speere aus Holz

Anweisungen:

1. Drei Stücke frischen Mozzarella, eine Kirschtomate und ein Basilikumblatt auf einem Spieß anrichten.

2. Das Fleisch aufspießen und zum Servieren auf einen Teller legen.

3. Geben Sie den Spießen den letzten Schliff, indem Sie sie kurz vor dem Servieren mit Balsamico-Glasur beträufeln.

Nährstoffmenge pro Spieß:

30 Kalorien

2, Gramm Protein

(2 Gramm) Fett

Ein Gramm Kohlenhydrate

Keine Gramm Ballaststoffe

1 Gramm Zucker

Eintopf mit Hülsenfrüchten und Gemüse

Was du brauchst:

- Gespülte grüne Linsen, 1 Tasse

- Vier Tassen Gemüsebrühe

- Gewürfelte Karotten, zwei

- Gewürfelter Sellerie (zwei Stangen)

- Eine Zwiebel hacken.

- Gehackter Knoblauch, drei Zehen

1. Tomaten, gewürfelt

1 Teelöffel Kreuzkümmelpulver

geräuchertes Paprikapulver, 1 Teelöffel abmessen

Zum Würzen Salz und Pfeffer hinzufügen.

2 Tassen junger Spinat

- Der Saft einer Zitrone

Anweisungen:

1. Geben Sie alle Zutaten für den grünen Linseneintopf in einen großen Topf: Gemüsebrühe, Karotten, Sellerie, Zwiebeln, Knoblauch, Tomaten, Kreuzkümmel, geräuchertes Paprikapulver, Salz und Pfeffer.

2. Sobald es kocht, die Hitze reduzieren und einige Minuten köcheln lassen, bis das Gemüse und die Linsen weich sind.

3. Kurz vor dem Servieren Babyspinat und Zitronensaft unterrühren.

Nährstoffwert pro Portion:

• 250 Kalorien

•14g Protein

Fett: 1 Gramm

48 Gramm Kohlenhydrate

• 15 g Ballaststoffe

- 6 Gramm Zucker

Lecker und gesund, diese glutenfreien Suppen und Salate sind ein wahrer Genuss. Diese Rezepte unterstreichen die Vielfalt und Fantasie, die mit der Glutenfreiheit einhergehen, egal ob Sie eine Schüssel warme Butternusskürbissuppe oder einen erfrischenden Grünkohl-Quinoa-Salat genießen. Begeben Sie sich mit diesen nahrhaften Gerichten auf ein kulinarisches Abenteuer, bei dem Gesundheit und Geschmack im Vordergrund stehen.

KAPITEL 5

Hauptgerichte – Geflügel

Genießen Sie eine Vielzahl geschmackvoller und sättigender glutenfreier Geflügelgerichte, die Ihren Gaumen verwöhnen werden. Diese glutenfreien Hühnchenrezepte reichen von exotischem Kokos-Curry-Hühnchen bis hin zu saftigem, mit Zitronenkräutern gebratenem Hühnchen und stillen mit

Sicherheit Ihr Verlangen nach leckerem, gesundem Essen. Entdecken Sie die exquisite Welt glutenfreier Geflügelgerichte.

Hähnchen mit Zitronen-Kräuter-Braten

Was du brauchst:

• Ein ganzes Huhn mit einem Gewicht von etwa 4 Pfund

2 ausgepresste Zitronen

• 4 gehackte Knoblauchzehen

• Gehackter frischer Rosmarin, 2 Esslöffel

• Gehackter Thymian, 2 Esslöffel

die benötigte Menge Olivenöl, also zwei Esslöffel

Zum Würzen Salz und Pfeffer hinzufügen.

Anweisungen:

1. Stellen Sie die Ofentemperatur auf 425 °F oder 220 °C ein.

2. Trocknen Sie das Huhn nach dem Spülen mit Papiertüchern ab.

3. Für die Kräuterpaste gehackten Knoblauch, gehackten Rosmarin und Thymian, Olivenöl, Salz und Pfeffer in einer kleinen Schüssel vermischen.

4. Entfernen Sie vorsichtig die Haut des Huhns und massieren Sie die Kräuterpaste in die Unterseite ein.

5. Den Hohlraum des Huhns mit Zitronenscheiben füllen.

6. Im vorgeheizten Backofen bei einer Temperatur von 74 Grad Celsius garen, dabei einmal wenden.

7. Lassen Sie das Hähnchen vor dem Tranchieren zehn Minuten ruhen.

Nährstoffwert pro Portion:

300 Kalorien

Protein: 30 Gramm

28 Gramm Fett

2, Gramm Kohlenhydrate

1 Gramm Ballaststoffe

Ohne Zuckerzusatz.

2. Gemüsepfanne mit Truthahn

Was du brauchst:

1 Pfund dünn geschnittene Putenbrust

• 2 Esslöffel glutenfreie Sojasauce

Sesamöl, 1 Esslöffel

Olivenöl (ein Esslöffel)

2 Tassen Brokkoliröschen

• Eine dünn geschnittene Paprika

1 Julienne-Karotte

- Gehackter Knoblauch, drei Zehen

1 Teelöffel geriebener frischer Ingwer

- Zwiebeln, grün, zur Dekoration

- Mit Sesamkörnern garnieren

Anweisungen:

1. Der Truthahn sollte 15 Minuten in einer Schüssel mit glutenfreier Sojasauce und Sesamöl mariniert werden.

2. Olivenöl sollte in einer Pfanne oder einem Wok bei mittlerer bis hoher Hitze erhitzt werden.

3. Den marinierten Truthahn dazugeben und in einer Pfanne garen. Nach dem Herausnehmen aus der Pfanne beiseite stellen.

4. Wenn zusätzliches Öl benötigt wird, geben Sie es in dieselbe Pfanne. Machen Sie das Gemüse knusprig und zart, indem Sie etwas Paprika, Ingwer, Karotte, Knoblauch und Brokkoli anbraten.

5. Den gekochten Truthahn zurück in die Pfanne geben und alle Zutaten vermengen.

6. Mit Sesamkörnern und gehackten Frühlingszwiebeln garniert servieren.

Nährstoffwert pro Portion:

•280 Kalorien

28 Gramm Protein

die Fettmenge: 10 Gramm

18g Kohlenhydrate

• 5 g Ballaststoffe

- 6 Gramm Zucker

Poblano-Knoblauch-Grillhähnchen

Was du brauchst:

- Vier Hähnchenbrustfilets ohne Haut und Knochen

- 4 gehackte Knoblauchzehen

- Die Schale einer Zitrone

2 Teelöffel Zitronensaft

die benötigte Menge Olivenöl, also zwei Esslöffel

Trockener Oregano, 1 Teelöffel abmessen

Zum Würzen Salz und Pfeffer hinzufügen.

Anweisungen:

1. Die Schale und den Saft der Zitrone mit dem Olivenöl, getrocknetem Oregano, Salz und Pfeffer in einer Schüssel mit dem gehackten Knoblauch vermischen.

2. Die Hähnchenbrüste mit der Marinade bestreichen und in eine flache Schüssel legen. Achten Sie darauf, jede Brust zu bedecken.

3. Mindestens eine halbe Stunde im Kühlschrank ziehen lassen.

4. Bereiten Sie den Grill vor, indem Sie ihn auf mittlere bis hohe Stufe erhitzen.

5. Das Hähnchen auf dem Grill auf jeder Seite 6 bis 8 Minuten braten, oder bis es gar ist.

6. Nach ein paar Minuten zum Ruhen beiseite stellen.

Nährstoffwert pro Portion:

• 250 Kalorien

Protein: 32 Gramm

12, g Fett

3,0 Gramm Kohlenhydrate

1 Gramm Ballaststoffe

Ohne Zuckerzusatz.

Angebote mit Quinoa-Kruste

Was du brauchst:

Hähnchenkoteletts mit einem Gewicht von 1 Pfund

• Eine Tasse gekühlte gekochte Quinoa

Glutenfreie Semmelbrösel, 1/2 Tasse

Trockener Thymian, 1 Teelöffel abmessen

Ein Teelöffel Paprika

Zum Würzen Salz und Pfeffer hinzufügen.

• Zwei geschlagene Eier

Backen mit Olivenöl

Anweisungen:

1. Ein Backblech mit Backpapier auslegen und den Ofen auf 200 °C (400 °F) einstellen.

2. Zerkleinern Sie die Quinoa in einem Mixer oder einer Küchenmaschine zu einer groben Mehlkonsistenz.

3. Den Quinoa mit glutenfreien Semmelbröseln, getrocknetem Thymian, Paprika, Salz und Pfeffer in einer Auflaufform bestreichen.

4. Bestreichen Sie jedes Hähnchenfilet mit der Quinoa-Mischung, nachdem Sie es in geschlagene Eier getaucht haben.

5. Sobald das Backblech fertig ist, legen Sie die panierten Tender darauf.

6. Mit Olivenöl beträufeln oder ein Spray verwenden und 15 bis 20 Minuten backen, oder bis alles durchgegart und goldbraun ist.

Gesunde Punkte (aus 3 Ausschreibungen):

•280 Kalorien

• Protein 25 Gramm

die Fettmenge: 10 Gramm

• 20 Gramm Kohlenhydrate

Ballaststoffe: 2 Gramm

Ohne Zuckerzusatz.

Hähnchen mit Kokoscurry und Kokosmilch

Was du brauchst:

1,50 Pfund. Hähnchenschenkel ohne Haut und Knochen, gewürfelt

• Eine Dose Nussmilch

• Eine Zwiebel hacken.

• Gehackter Knoblauch, drei Zehen

1 TL Currypulver

• Gemahlene Kurkuma, 1 Teelöffel abmessen

• Gemahlener Koriander, 1 Teelöffel abmessen

• 1 Teelöffel Chilipulver (nach Belieben)

Zum Würzen Salz und Pfeffer hinzufügen.

Um das Ganze abzurunden, etwas frischer Koriander

• Reis, der servierfertig ist

Anweisungen:

1. Etwas Kokosmilch bei mittlerer Hitze in einer großen Pfanne erhitzen.

2. Den gehackten Knoblauch und die gehackten Zwiebeln anbraten, bis sie weich sind.

3. Mit Salz und Pfeffer würzen, dann Currypulver, Kurkuma, Koriander, Chilipulver und gemahlene Chilis unterrühren. Gründlich mischen.

4. Braten Sie die Hähnchenstücke auf beiden Seiten an, nachdem Sie sie in die Pfanne gegeben haben.

5. Den Rest der Kokosmilch hinzufügen, die Hitze reduzieren und köcheln lassen, bis das Hähnchen gar ist.

6. Über gekochtem Reis servieren und mit frischem Koriander garnieren.

Nährstoffwert pro Portion:

400 Kalorien

26 Gramm Protein

Fett: 32 Gramm

• 8 g Kohlenhydrate

Ballaststoffe: 2 Gramm

zwei Gramm Glukose

Die ideale Kombination aus Geschmack und ernährungsphysiologischen Vorteilen verspricht diese glutenfreie Geflügelmahlzeit auf den Tisch.

Die Vielfalt und Fülle der glutenfreien Küche kommt in jedem Gericht voll zur Geltung, vom klassischen gegrillten Zitronen-Knoblauch-Hähnchen bis zum abenteuerlicheren Kokos-Curry-Hähnchen. Gönnen Sie sich diese Hauptmahlzeiten, bei denen glutenfreie Perfektion durch Geflügel abgerundet wird.

KAPITEL 6

Kurse – Ein Meeresfrüchte-Meeresfest

Gönnen Sie sich eine Vielzahl glutenfreier Meeresfrüchte-Rezepte, die Ihren Gaumen erfreuen und gleichzeitig Ihren Bedarf an Proteinen und gesunden Omega-3-Fettsäuren stillen. Diese Rezepte unterstreichen den Reichtum und die Vielfalt glutenfreier Meeresfrüchte, mit Gerichten, die vom gegrillten Lachssalat bis zu Garnelen mit Knoblauchbutter reichen. Beginnen Sie das Fest der Meere.

Zitronen-Knoblauch-Garnelen

Benötigte Dinge:

• Geschälte und entdarmte große Garnelen mit einem Gewicht von 1 Pfund

4 Teelöffel ungesalzene Butter

• 4 gehackte Knoblauchzehen

Ein Teelöffel Paprika

• Falls gewünscht, einen halben Teelöffel rote Paprikaflocken hinzufügen.

Zum Würzen Salz und Pfeffer hinzufügen.

Zum Abschluss noch etwas frische Petersilie

• Zitronenspalten servieren

Anweisungen:

1. Nehmen Sie eine große Pfanne und stellen Sie sie auf mittlere Hitze. Schmelze die Butter.

2. Etwas Knoblauch hacken und anbraten, bis er gut zu duften beginnt.

3. Würzen Sie die Garnelen mit Salz, Pfeffer, Paprikaflocken und Paprika und geben Sie sie in die Pfanne.

4. Um den Garnelen eine undurchsichtige und etwas goldene Farbe zu verleihen, braten

Sie sie auf jeder Seite zwei bis drei Minuten lang an.

5. Mit Zitronenspalten servieren und mit gehackter frischer Petersilie garnieren.

Nährstoffwert pro Portion:

• 250 Kalorien

• Protein 25 Gramm

- 16 Gramm Fett

2, Gramm Kohlenhydrate

Keine Gramm Ballaststoffe

Ohne Zuckerzusatz.

Gesunder Salat mit gegrilltem Lachs

Benötigte Dinge:

• Vier Lachsfilets

die benötigte Menge Olivenöl, also zwei Esslöffel

• Getrockneter Dill, 1 Teelöffel

• Ein Teelöffel Chilipulver

Zum Würzen Salz und Pfeffer hinzufügen.

• Eine Vielzahl von Blattgemüse

Eine halbe Kirschtomate

• In Scheiben geschnittene Gurke

• In dünne Scheiben geschnittene rote Zwiebel

• Zerbröckelter Feta-Käse

• Ein Dressing mit Balsamico-Vinaigrette

Anweisungen:

1. Bereiten Sie den Grill vor, indem Sie ihn auf mittlere bis hohe Stufe erhitzen.

2. Getrockneten Dill, Knoblauchpulver, Salz und Pfeffer in eine Schüssel geben und mit dem Olivenöl vermischen.

3. Würzen Sie die Lachsfilets, indem Sie sie mit der Gewürzmischung einreiben.

4. Den Lachs auf dem Grill vier bis fünf Minuten lang garen, dabei einmal wenden, bis er vollständig undurchsichtig ist.

5. Gemischtes Gemüse, Kirschtomaten, Gurken, rote Zwiebeln und zerbröckelter Feta-Käse sollten in einer großen Salatschüssel zusammengestellt werden.

6. Gegrillte Lachsfilets sind eine tolle Ergänzung zu Salaten.

7. Vor dem Servieren den Salat mit der Balsamico-Vinaigrette beträufeln.

Nährstoffwert pro Portion:

400 Kalorien

Protein: 32 Gramm

• 25 g Fett

12g Kohlenhydrate

Ballaststoffe: 4 Gramm

•5 Gramm Zucker

Kräuter-Knoblauch-Zitronen-Tilapia

Benötigte Dinge:

• 4 Tilapiafilets

die benötigte Menge Olivenöl, also zwei Esslöffel

Der Saft und die Schale einer Zitrone

• Gehackter Knoblauch, drei Zehen

Trockener Oregano, 1 Teelöffel abmessen

Trockener Thymian, 1 Teelöffel abmessen

Zum Würzen Salz und Pfeffer hinzufügen.

Zum Abschluss noch etwas frische Petersilie

Anweisungen:

1. Schalten Sie den Ofen auf hohe Hitze (400 °F, 200 °C).

2. Olivenöl, Zitronensaft, Zitronenschale, Knoblauch, getrockneter Oregano, Thymian, Salz und Pfeffer sollten alle in einer Schüssel vermischt werden.

3. Nachdem Sie die Tilapiafilets mit der Zitronen-Knoblauch-Kräuter-Kombination gewürzt haben, legen Sie sie in eine Auflaufform.

4. Der Fisch sollte nach etwa fünfzehn bis zwanzig Minuten im Ofen undurchsichtig sein und leicht zerfallen.

5. Vor dem Servieren mit gehackter, frischer Petersilie bestreuen.

Nährstoffwert pro Portion:

Kalorienaufnahme: 180

• 24 Gramm Protein

Fett: 8 Gramm

2, Gramm Kohlenhydrate

Keine Gramm Ballaststoffe

Ohne Zuckerzusatz.

Tintenfisch mit Zucchini und Garnelen-Pho

Benötigte Dinge:

• Geschälte und entdarmte Garnelen mit einem Gewicht von 1 Pfund

3 spiralisierte Zucchini für die Nudeln

die benötigte Menge Olivenöl, also zwei Esslöffel

• 4 gehackte Knoblauchzehen

Ein Teelöffel Chiliflocken

Zum Würzen Salz und Pfeffer hinzufügen.

• Mit frischem Basilikum garnieren

Belag mit geriebenem Parmesankäse (optional)

Anweisungen:

1. Ölen Sie die Pfanne und stellen Sie sie auf mittlere Hitze.

2. Während des Bratens Chiliflocken und gehackten Knoblauch hinzufügen und kochen, bis es duftet.

3. Braten Sie die Garnelen auf jeder Seite zwei bis drei Minuten lang an oder bis sie undurchsichtig werden, und geben Sie sie dann in die Pfanne.

4. Ein paar Zucchininudeln hineinrühren und die Garnelen auf eine Seite der Pfanne

schieben. Zwei bis drei Minuten köcheln lassen oder bis es weich ist.

5. Zucchininudeln mit Garnelen vermischen. Anschließend mit einer Prise Salz und Pfeffer würzen.

6. Vor dem Servieren mit frischem Basilikum garnieren und nach Belieben mit geriebenem Parmesankäse bestreuen.

Nährstoffwert pro Portion:

• 220 Kalorien

28 Gramm Protein

die Fettmenge: 10 Gramm

• 10 Gramm Kohlenhydrate

3,0 g Ballaststoffe

- 6 Gramm Zucker

Gebackener Fisch mit Oliventapenade und Tomaten

Benötigte Dinge:

vier Kabeljaufilets

• Halbierte Kirschtomaten, 1 Tasse abmessen

Eine halbe Tasse Kalamata-Oliven entkernen und schneiden.

2 Teelöffel Flaschenverschlüsse

3 Teelöffel Avocadoöl

• 2 gehackte Knoblauchzehen

Trockener Oregano, 1 Teelöffel abmessen

Zum Würzen Salz und Pfeffer hinzufügen.

• Zitronenspalten servieren

Anweisungen:

1. Schalten Sie den Ofen auf hohe Hitze (375 °F, 190 °C).

2. Für die Tapenade Olivenöl in eine Schüssel geben und Kirschtomaten, gehackte Kalamata-Oliven, Kapern, Knoblauch, getrockneten Oregano, Salz und Pfeffer untermischen.

3. Geben Sie die Tomaten-Oliven-Tapenade großzügig über die Kabeljaufilets, bevor Sie sie auf ein Backblech legen.

4. Nach 20 bis 25 Minuten im Ofen sollte der Fisch gut gegart sein.

5. Begleiten Sie das Gericht mit Zitronenspalten.

Nährstoffwert pro Portion:

2.909 Kalorien

28 Gramm Protein

- 16 Gramm Fett

- 8 g Kohlenhydrate

Ballaststoffe: 2 Gramm

3 Gramm Zucker

In diesen glutenfreien Hauptgerichten mit Meeresfrüchten erwarten Sie köstliche Entdeckungen kulinarischer Großartigkeit.

Gönnen Sie sich den Buttergeschmack von Garnelen mit Knoblauchbutter oder genießen Sie die Frische eines gegrillten Lachssalats – jedes Gericht präsentiert die besonderen Aromen des Meeres. Gönnen Sie sich diese Meeresfrüchte-Delikatessen, ideal für jede Veranstaltung, die ein glutenfreies Festessen erfordert, und profitieren Sie dabei von den gesundheitlichen Vorteilen.

KAPITEL 7

Vegetarische Hauptgerichte

Diese glutenfreien vegetarischen Hauptgerichte sind voller Geschmack und Nährstoffe und perfekt für alle, die sich in der Küche weiterentwickeln möchten. Diese Rezepte heben die vielen köstlichen Optionen für Vegetarier hervor, vom sättigenden Linseneintopf bis zur köstlichen Auberginenlasagne. Tauchen Sie ein in eine Welt, in der Gemüse vorherrscht, und zeigen Sie, dass die glutenfreie und vegetarische Ernährung immer noch lecker und sättigend sein kann.

Geschmackvolle, mit Quinoa gefüllte Paprika

Benötigte Dinge:

• Vier Paprika, entkernt und halbiert

• 1 Tasse gekochte Quinoa

- Eine Dose abgespülte und abgetropfte schwarze Bohnen

- Eine Tasse frische oder gefrorene Maiskörner

- Gewürfelte Kirschtomaten, eine Tasse groß

Eine halbe Tasse fein gehackte rote Zwiebel

1 Tasse geriebener Cheddar-Käse

1 Teelöffel Kreuzkümmel

- Ein Teelöffel Kreuzkümmelpulver

Zum Würzen Salz und Pfeffer hinzufügen.

Um das Ganze abzurunden, etwas frischer Koriander

- Zusätzliche Salsa, falls gewünscht

Anweisungen:

1. Schalten Sie den Ofen auf hohe Hitze (375 °F, 190 °C).

2. Gekochtes Quinoa, schwarze Bohnen, Mais, Kirschtomaten, rote Zwiebeln, geriebenen Cheddar-Käse, Kreuzkümmel, Chilipulver, Salz und Pfeffer in eine große Schüssel geben.

3. Die Quinoa-Mischung halbieren und die Paprika füllen.

4. Die Paprika mit der Füllung in eine Auflaufform geben und mit Folie abdecken.

5. Sobald die Paprika weich sind und die Füllung gar ist, weitere 10 Minuten ohne Deckel backen.

6. Für eine zusätzliche Note mit gehacktem Koriander und Salsa belegen, wenn Sie möchten.

Nährstoffwert (für eine Portion von 2 Paprikahälften):

•320 Kalorien

15, Gramm Protein

die Fettmenge: 10 Gramm

45 Gramm Kohlenhydrate

10, g Ballaststoffe

•5 Gramm Zucker

Lasagne mit Auberginen

Benötigte Dinge:

Zwei große Auberginen der Länge nach aufschneiden

Zwei Tassen Marinara-Sauce, entweder selbstgemacht oder gekauft.

• 3 Esslöffel Ricotta-Käse

• Eine Tasse grob gehackter Mozzarella

• Eingelegter Parmesankäse, 1/2 Tasse

• Ein Ei

• 2 Teelöffel gehackter, frischer Basilikum

Trockener Oregano, 1 Teelöffel abmessen

Zum Würzen Salz und Pfeffer hinzufügen.

Mit Olivenöl einfetten

Anweisungen:

1. Schalten Sie den Ofen auf hohe Hitze (375 °F, 190 °C).

2. Bevor Sie die Auberginenscheiben auf ein Backblech legen, bestreichen Sie sie mit Olivenöl.

3. Grillen Sie die Auberginenscheiben weitere 15 bis 20 Minuten oder bis sie weich sind.

4. Die folgenden Zutaten in einer Schüssel vermischen: Ricotta, Mozzarella, Parmesan, Ei, Pfeffer, Salz sowie getrockneter Oregano und Basilikum.

5. Die Käsemischung, die gebackenen Auberginenscheiben, die Marinara-Sauce und eine Auflaufform schichten.

6. Stapeln Sie weiter, bis Sie die Oberseite erreichen, und beträufeln Sie sie dann mit Marinara-Sauce.

7. Lasagne sollte nach 25 bis 30 Minuten im Ofen Blasen bilden und goldbraun sein.

8. Lassen Sie es 10 Minuten ruhen, bevor Sie es anschneiden und servieren.

Nährstoffwert pro Portion:

•320 Kalorien

18, g Protein

- Zwanzig Gramm Fett

Zweiundzwanzig Gramm Kohlenhydrate

Ballaststoffe: 8 Gramm

12,0 g Zucker

Spinat-Kichererbsen-Curry

Benötigte Dinge:

- Zwei gewaschene und abgetropfte Dosen Kichererbsen

- Eine Zwiebel hacken.

- Gehackter Knoblauch, drei Zehen

- Geriebener Ingwer, 1 Esslöffel abmessen

2. Zwei Esslöffel Currypulver und

1 Teelöffel Kreuzkümmelpulver

- Gemahlener Koriander, 1 Teelöffel abmessen

- Kurkuma, 1 Teelöffel verwendet

- Eine Dose Nussmilch

- Grünes, Baby: 4 Tassen

Zum Würzen Salz und Pfeffer hinzufügen.

Um das Ganze abzurunden, etwas frischer Koriander

- Reis, der servierfertig ist

Anweisungen:

1. Zwiebel, Knoblauch und Ingwer durch Anbraten in einer großen Pfanne weich machen.

2. Currypulver, Kurkuma, gemahlener Koriander, Kreuzkümmel und gemahlener Kreuzkümmel sollten hinzugefügt werden. Gründlich mischen.

3. Die Kichererbsen mit der Gewürzmischung bestreichen und in die Pfanne geben.

4. Bei schwacher Hitze 15 bis 20 Minuten lang erhitzen; Kokosmilch hinzufügen.

5. Unter gelegentlichem Rühren kochen, bis der Babyspinat zusammenfällt.

6. Nach Geschmack etwas Salz und Pfeffer hinzufügen. Frischer Koriander ist eine tolle Beilage.

7. Mit gekochtem Reis vermengen und servieren.

Nährstoffwert pro Portion:

- •380 Kalorien

- •14g Protein

28 Gramm Fett

45 Gramm Kohlenhydrate

- 12 g Ballaststoffe

- 8 Gramm Zucker

Mit Spinat und Pilzen gefüllte Portobello-Pilze

Benötigte Dinge:

Schneiden Sie die Stiele von vier großen Portobello-Pilzen ab.

die benötigte Menge Olivenöl, also zwei Esslöffel

- 2 gehackte Knoblauchzehen

2 Tassen fein gehackter Babyspinat

• 1 Tasse fein gehackte Pilze

• Eine halbe Tasse glutenfreie Semmelbrösel

• Pecorino-Käse, 1/2 Tasse gerieben

Trockener Thymian, 1 Teelöffel abmessen

Zum Würzen Salz und Pfeffer hinzufügen.

Anweisungen:

1. Schalten Sie den Ofen auf hohe Hitze (375 °F, 190 °C).

2. Die Portobello-Pilze auf einem Backblech anrichten.

3. Olivenöl sollte in einer Pfanne bei mittlerer Hitze erhitzt werden. Gehackte Pilze, Babyspinat und gehackter Knoblauch sollten hinzugefügt werden. Weiter anbraten, bis das Gemüse zart ist.

4. Das sautierte Gemüse, glutenfreie Semmelbrösel, Parmesankäse, getrockneter Thymian, Salz und Pfeffer sollten alle in einer Schüssel vermischt werden.

5. Füllen Sie die Gemüsemischung in jeden Portobello-Pilz.

6. Um sicherzustellen, dass die Pilze weich sind, backen Sie sie 20 bis 25 Minuten lang.

7. Machen Sie es zum Hauptgericht oder zu einer leckeren Beilage.

Nährstoffwert pro Portion:

• 240 Kalorien

Mitternacht g Protein

Fettgehalt: 14 Gramm

Zweiundzwanzig Gramm Kohlenhydrate

6 Gramm Ballaststoffe

vier Gramm Zucker

Gefüllte Paprika mit Linsen und Gemüse

Benötigte Dinge:

• Vier Paprika, entkernt und halbiert

• Gespülte grüne Linsen, 1 Tasse

Gemüsebrühe, 3 Tassen

• Eine Zwiebel hacken.

• Gewürfelte Karotten, zwei

• Gewürfelter Sellerie (zwei Stangen)

• 2 gehackte Knoblauchzehen

• Abgetropfte, gewürfelte Tomaten, eine Dose

Trockener Oregano, 1 Teelöffel abmessen

1 Teelöffel Kreuzkümmelpulver

Zum Würzen Salz und Pfeffer hinzufügen.

Vegane Käsestreusel zum Garnieren

Anweisungen:

1. Schalten Sie den Ofen auf hohe Hitze (375 °F, 190 °C).

2. Die getrockneten grünen Linsen mit der Gemüsebrühe in einen großen Topf geben. Etwa 20 bis 30 Minuten nach dem Kochen köcheln lassen, bis die Linsen weich sind.

3. Die gewürfelten Zwiebeln, Karotten, Sellerie und Knoblauch in einer Pfanne bei mittlerer Hitze anschwitzen.

4. In einer Pfanne gehackte, abgetropfte Tomaten, getrockneten Oregano, gemahlenen Kreuzkümmel, Salz und Pfeffer vermischen. Gründlich mischen.

5. Die gekochten Linsen mit dem sautierten Gemüse vermischen.

6. Teilen Sie die Linsen-Gemüse-Mischung in zwei Hälften und füllen Sie jede Paprikahälfte damit.

7. Etwas geriebenen veganen Käse darüber geben.

8. Damit die Paprikaschoten weich und die Füllung heiß werden, 25 bis 30 Minuten backen.

Nährstoffwert (für eine Portion von 2 Paprikahälften):

•320 Kalorien

18, g Protein

Fett: 8 Gramm

• 50 Gramm Kohlenhydrate

• 15 g Ballaststoffe

- 8 Gramm Zucker

Eine pflanzliche Ernährung kann gesund, lecker und voller Leben sein, wie diese glutenfreien vegetarischen Hauptgerichte beweisen. Jedes Rezept bietet ein köstliches Erlebnis, das über die üblichen

Fleischgerichte hinausgeht. Ob es sich um das mit Gewürzen angereicherte Kichererbsen-Spinat-Curry oder die angenehmen Schichten Auberginenlasagne handelt, Sie werden sie alle mögen. Lassen Sie die glutenfreie Symphonie auf Ihrem Teller erblühen, während Sie in diese Köstlichkeiten eintauchen.

KAPITEL 8

Begleitungen und Beilagen

Diese verlockenden glutenfreien Beilagen und Beilagen verbessern den Geschmack, die Textur und den Nährstoffgehalt Ihrer Hauptgerichte. Zu diesen Rezepten gehören Quinoa-Salat mit schwarzen Bohnen, geröstetes Knoblauch-Kräuter-Gemüse und vieles mehr, um zu zeigen, dass eine glutenfreie Ernährung keine Kompromisse beim Geschmack oder der Vielfalt bedeuten muss. Tauchen Sie ein in die kulinarische

Welt der nahrhaften Beilagen, die Sie nicht enttäuschen werden.

Geschmortes Gemüse mit Knoblauch und Kräutern

Benötigte Dinge:

4 Tassen verschiedene Gemüsesorten (z. B. Karotten, Paprika, Zucchini und Kirschtomaten)

3 Teelöffel Avocadoöl

• 4 gehackte Knoblauchzehen

• Gehackter frischer Rosmarin, 1 Esslöffel

Ein Esslöffel gehackter frischer Thymian

Zum Würzen Salz und Pfeffer hinzufügen.

Anweisungen:

1. Stellen Sie die Ofentemperatur auf 425 °F oder 220 °C ein.

2. Den gehackten Rosmarin und Thymian mit dem Olivenöl, Pfeffer, Knoblauch und Salz in eine große Schüssel zum gemischten Gemüse geben.

3. Stellen Sie sicher, dass das Gemüse gleichmäßig auf einem Backblech verteilt ist.

4. Um weiches und leicht karamellisiertes Gemüse zu erhalten, rösten Sie es 20–25 Minuten lang.

5. Begleiten Sie Ihre Hauptgerichte mit diesen leckeren Beilagen.

Nährstoffwert pro Portion:

•120 Kalorien

2, Gramm Protein

• 7g Fett

15, Gramm Kohlenhydrate

• 5 g Ballaststoffe

sieben Gramm Zucker

Grünkohl-, Schwarzbohnen- und Quinoa-Salat

Benötigte Dinge:

1 Tasse Quinoa kochen und abkühlen lassen.

• Schwarze Bohnen, gewaschen und abgetropft, eine Dose

• Maiskörner, entweder frisch oder gefroren, eine Tasse abmessen

Gehackte rote Paprika, eine (1)

• Fein gehackte rote Zwiebel, eine halbe

• Gehackter frischer Koriander, 1/4 Tasse abmessen

die benötigte Menge Olivenöl, also zwei Esslöffel

Saft für zwei Limetten

Zum Würzen Salz und Pfeffer hinzufügen.

• Mit Avocadoscheiben belegen

Anweisungen:

1. Gekochte Quinoa, schwarze Bohnen, Mais, gewürfelte rote Paprika, gehackte rote Zwiebeln und gehackten Koriander in eine große Schüssel geben. Sofort servieren.

2. Den Salat anrichten, indem man Limettensaft, Olivenöl, Salz und Pfeffer in einer kleinen Schüssel verrührt.

3. Quinoa mit dem Dressing vermischen und untermischen.

4. Vor dem Servieren mit Avocadoscheiben garnieren.

Nährstoffwert pro Portion:

•280 Kalorien

• 100 mg Protein

die Fettmenge: 10 Gramm

Kohlenhydratmenge: 40 Gramm

Ballaststoffe: 9 Gramm

3 Gramm Zucker

Süßkartoffelspalten mit geröstetem Knoblauch

Benötigte Dinge:

• Zwei große Süßkartoffeln waschen und in Scheiben schneiden

die benötigte Menge Olivenöl, also zwei Esslöffel

geräuchertes Paprikapulver, 1 Teelöffel abmessen

• Ein halber Teelöffel Kreuzkümmelpulver

• 1/2 Teelöffel Knoblauchpulver

Zum Würzen Salz und Pfeffer hinzufügen.

Anweisungen:

1. Stellen Sie die Ofentemperatur auf 425 °F oder 220 °C ein.

2. Olivenöl, geräuchertes Paprikapulver, Kreuzkümmel, Knoblauchpulver, Salz und Pfeffer sollten in einer großen Schüssel mit Süßkartoffelspalten vermischt werden.

3. Ordnen Sie die Wedges in einer Schicht auf einem Backblech an.

4. Um knusprige, goldene Süßkartoffeln zu erhalten, rösten Sie sie 25 bis 30 Minuten lang.

5. Als köstliche Beilage mit Ihrer bevorzugten Dip-Sauce vermischen.

Nährstoffwert pro Portion:

Kalorienaufnahme: 180

2, Gramm Protein

• 7g Fett

• 30 Gramm Kohlenhydrate

- 5 g Ballaststoffe

- 6 Gramm Zucker

Pilaw mit Blumenkohl und Reis

Benötigte Dinge:

- Ein Blumenkohlkopf, zerkleinert oder gerieben zu einer reisähnlichen Konsistenz

die benötigte Menge Olivenöl, also zwei Esslöffel

- Eine Zwiebel fein hacken

- 2 gehackte Knoblauchzehen

- Eine halbe Tasse Erbsen, gefroren

- Karotten, gewürfelt (1/2 Tasse)

- 1/4 Tasse rohe, gehackte Petersilie

Zum Würzen Salz und Pfeffer hinzufügen.

- Zitronenspalten servieren

Anweisungen:

1. Ölen Sie die Pfanne und stellen Sie sie auf mittlere Hitze.

2. Den gehackten Knoblauch und die fein gehackte Zwiebel anbraten, bis sie weich sind.

3. Etwas Blumenkohlreis, gefrorene Erbsen, Karotten, Salz, Pfeffer und gehackte frische Petersilie hinzufügen.

4. Nach etwa fünf bis sieben Minuten Garzeit unter gelegentlichem Rühren sollte der Blumenkohlreis weich sein.

5. Für einen zusätzlichen Geschmackskick geben Sie einen Spritzer Zitrone darüber.

Nährstoffwert pro Portion:

- •120 Kalorien

4 Gramm Protein

- • 7g Fett

- 14 Gramm Kohlenhydrate

6 Gramm Ballaststoffe

- 6 Gramm Zucker

Sprossen mit Balsamico-Glasur

Benötigte Dinge:

- 1 Pfund Rosenkohl, geputzt und halbiert

die benötigte Menge Olivenöl, also zwei Esslöffel

2 EL Balsamico-Essig

- Ein Esslöffel Ahornsirup oder Honig

Zum Würzen Salz und Pfeffer hinzufügen.

- Nach Wunsch gehackte Pekannüsse als Garnitur

Anweisungen:

1. Schalten Sie den Ofen auf hohe Hitze (400 °F, 200 °C).

2. Den Rosenkohl mit der Vinaigrette, Honig (oder Ahornsirup), Salz, Pfeffer und Olivenöl in einer Schüssel vermischen.

3. Ordnen Sie den Rosenkohl in einer einzigen Schicht auf einem Backblech an.

4. Um karamellisierte und knusprige Sprossen zu erhalten, rösten Sie sie 20–25 Minuten lang.

5. Wenn Sie möchten, können Sie das Ganze mit gehackten Pekannüssen garnieren.

Nährstoffwert pro Portion:

• 150 Kalorien

5, Gramm Protein

• 7g Fett

• 20 Gramm Kohlenhydrate

• 5 g Ballaststoffe

- 8 Gramm Zucker

Blumenkohlpüree mit Knoblauch und Schnittlauch

Benötigte Dinge:

1 Blumenkohl, geschält und in Röschen geschnitten

die benötigte Menge Olivenöl, also zwei Esslöffel

• Gehackter Knoblauch, drei Zehen

• 1/4 Tasse Kräuter fein zerkleinert

Zum Würzen Salz und Pfeffer hinzufügen.

Anweisungen:

1. Um Blumenkohlröschen weich zu machen, dämpfen oder kochen Sie sie.

2. Olivenöl sollte in einer Pfanne bei mittlerer Hitze erhitzt werden.

3. Etwas Knoblauch hacken und anbraten, bis er gut zu duften beginnt.

4. Etwas frischen Schnittlauch hacken und zusammen mit etwas sautiertem Knoblauch, Salz und Pfeffer zum Blumenkohlpüree geben.

5. Ersetzen Sie Kartoffelpüree als herzhafte und nahrhafte Beilage.

Nährstoffwert pro Portion:

•120 Kalorien

5, Gramm Protein

• 7g Fett

15, Gramm Kohlenhydrate

6 Gramm Ballaststoffe

- 6 Gramm Zucker

Verleihen Sie Ihrer Mahlzeit mit diesen glutenfreien Beilagen und Beilagen einen

Hauch von Geschmack, Textur und Nährstoffen. Der Rauch von gerösteten Süßkartoffelschnitzen und die Frische von Quinoa- und schwarzen Bohnensalat sind nur zwei Beispiele dafür, wie diese Rezepte jedes Gericht aufwerten. Gönnen Sie sich eine Auswahl glutenfreier Beilagen voller nahrhafter Vorteile. Verwandeln Sie jede Mahlzeit in ein köstliches Fest voller gesunder Aromen.

KAPITEL 9

Gebäck: Glutenfreie Handwerkskunst

Tauchen Sie ein in die Welt glutenfreier Brote und Brötchen, wo jedes Rezept eine köstliche Mischung aus Geschmack, Textur und gesundheitlichen Vorteilen garantiert. Diese Rezepte wurden entwickelt, um Ihren Heißhunger zu stillen und gleichzeitig einem glutenfreien Lebensstil gerecht zu werden. Sie reichen von herkömmlichem glutenfreiem Sandwichbrot bis hin zu herzhaften Knoblauch-Kräuter-Brötchen. Erleben Sie die Freude, frisches Brot zuzubereiten, das sowohl nahrhaft als auch köstlich ist, indem Sie Ihren inneren glutenfreien Bäcker freilassen.

Traditionelles Sandwichbrot ohne Gluten

Benötigte Dinge:

2 Tassen einer glutenfreien Allzweckmehlmischung

Verwenden Sie eine Tasse Mandelmehl.

2 Drittel Tasse Tapiokamehl

Xanthangummi, 2 Esslöffel

- Ein Teelöffel Salz

• Honig oder Ahornsirup, 2 Esslöffel

• Eine Packung aktive Trockenhefe mit 2 1/4 Teelöffeln

1 1/4 Tasse warmes Wasser (43 °C)

• Drei große Eier

viertel Tasse Olivenöl

Anweisungen:

1. Mandelmehl, Tapiokamehl, glutenfreies Allzweckmehl, Xanthangummi und Salz in einer Schüssel verquirlen.

2. Mischen Sie die Hefe mit dem Honig oder Ahornsirup und warmem Wasser in einer separaten Schüssel. Nach 5 Minuten sollte Schaumbildung auftreten.

3. Geben Sie die trockenen Zutaten, die Hefemischung, die Eier und das Olivenöl in die Schüssel einer Küchenmaschine. Gut mischen. Mit einem Mixer mittlerer

Geschwindigkeit vermischen, bis alles vollständig vermischt ist.

4. Geben Sie den Teig mit einem Spatel in eine vorbereitete 9 x 5 Zoll große Kastenform und glätten Sie die Oberfläche.

5. An einem warmen Ort etwa eine Stunde ruhen lassen, oder bis sich das Volumen verdoppelt hat, abgedeckt mit einem sauberen Küchentuch.

6. Schalten Sie den Ofen auf hohe Hitze (350 °F, 180 °C).

7. Vierzig bis fünfzig Minuten lang backen, oder bis die Oberfläche golden wird und ein hohles Geräusch zu hören ist, wenn man auf das Brot klopft.

8. Lassen Sie das Brot zehn Minuten nach dem Herausnehmen aus der Form auf einem Kuchengitter abkühlen.

Kaloriengehalt (für eine Scheibe):

- •-120 Kalorien

4 Gramm Protein

6 Gramm Fett

- • 14 Gramm Kohlenhydrate

Ballaststoffe: 2 Gramm

zwei Gramm Glukose

Knoblauch-Rosmarin-Kräuterbrötchen

Benötigte Dinge:

2 Tassen einer glutenfreien Allzweckmehlmischung

- • Eine halbe Tasse Mandelmehl

2 Drittel Tasse Tapiokamehl

Xanthangummi, 2 Esslöffel

- - Ein Teelöffel Salz

- • 1/4 Tasse Zucker

• Eine Packung aktive Trockenhefe mit 2 1/4 Teelöffeln

Eine Tasse Wasser mit einer Temperatur von mindestens 110 Grad Fahrenheit (43 Grad Celsius)

die benötigte Menge Olivenöl, also zwei Esslöffel

• Gehackter frischer Rosmarin, 2 Esslöffel

• Gehackter Knoblauch, drei Zehen

Anweisungen:

1. In einer Schüssel werden die folgenden glutenfreien Mehle vermischt: Mandel, Tapioka, glutenfreies Allzweckmehl, Zucker, Xanthangummi.

2. Hefe und warmes Wasser in einem separaten Becken verrühren. Warten Sie 5 Minuten oder bis die Schaumbildung einsetzt.

3. Bevor Sie die Hefemischung hinzufügen, rühren Sie das Olivenöl, den gehackten Rosmarin und den gehackten Knoblauch ein.

4. Mischen Sie die trockenen Zutaten mit der Hefemischung in der Schüssel einer Küchenmaschine. Mit einem Mixer mittlerer Geschwindigkeit vermischen, bis alles vollständig vermischt ist.

5. Den Teig mit einem Löffel ausrollen und auf ein mit Backpapier ausgelegtes Backblech legen.

6. An einen warmen Ort stellen und mit einem sauberen Küchentuch abdecken und etwa 45 Minuten gehen lassen.

7. Schalten Sie den Ofen auf hohe Hitze (375 °F, 190 °C).

8. Die Brötchen sollten nach 18 bis 20 Minuten im Ofen gebräunt sein und beim Klopfen hohl klingen.

9. Nehmen Sie die Brötchen nach 5 Minuten aus der Backform und legen Sie sie zum vollständigen Abkühlen auf einen Rost.

Pro Rolle, Nährwert:

• 150 Kalorien

4 Gramm Protein

• 7g Fett

• 19 Gramm Kohlenhydrate

Ballaststoffe: 2 Gramm

1 Gramm Zucker

Fladenbrot mit Chiasamen und Buchweizen

Benötigte Dinge:

• 1 Tasse Buchweizenpulver

• 1/2 Tasse einer Kombination aus glutenfreiem Allzweckmehl

• 2 Teelöffel Chiasamenpulver

• Ein Teelöffel Backpulver

Salz, ein halber Teelöffel

- Eine Tasse heißes Wasser

die benötigte Menge Olivenöl, also zwei Esslöffel

• Extra Olivenöl zur Verwendung als Pinsel

Anweisungen:

1. Buchweizenmehl, glutenfreies Allzweckmehl, Salz, Chiasamen, Backpulver und Kurkuma in einer Rührschüssel vermischen.

2. Um einen dicken Teig zu erhalten, vermischen Sie die trockenen Zutaten mit warmem Wasser und Olivenöl. Rühren, bis alles gut vermischt ist.

3. Damit die Chiasamen die Flüssigkeit aufsaugen können, den Teig 15 Minuten ruhen lassen.

4. Stellen Sie eine beschichtete Pfanne auf mittlere Hitze und bereiten Sie sie vor.

5. Verteilen Sie den Teig mit einem Löffel und legen Sie ihn in die Pfanne.

6. Die Seiten anbraten, indem man sie zwei bis drei Minuten lang anbraten lässt.

7. Wenn Sie möchten, können Sie noch mehr Olivenöl hinzufügen und damit bestreichen.

8. Warm als Wrap oder Fladenbrot genießen.

Kaloriengehalt (für ein Fladenbrot):

•120 Kalorien

3 Gramm Protein

(5) Gramm Fett

16 Gramm Kohlenhydrate

3,0 g Ballaststoffe

Ohne Zuckerzusatz.

Gugelhupf mit Rum und Zimt

Benötigte Dinge:

Das Rezept sieht 1 1/2 Tassen glutenfreies Mischmehl vor.

• Eine halbe Tasse Mandelmehl

2 Drittel Tasse Tapiokamehl

Xanthangummi, 2 Esslöffel

• Eine einzelne Prise Zimt

- Eine viertel Tasse Zucker

• Aktive Trockenhefe, 2 1/4 Teelöffel, 1 Päckchen

Eine Tasse Wasser mit einer Temperatur von mindestens 110 Grad Fahrenheit (43 Grad Celsius)

die benötigte Menge Olivenöl, also zwei Esslöffel

• Eine halbe Tasse Rosinen

Anweisungen:

1. Zucker, Zimt, Mandelmehl, Tapiokamehl, Xanthangummi und glutenfreies Allzweckmehl in einer Schüssel vermischen.

2. Hefe und warmes Wasser in einem separaten Becken verrühren. Warten Sie 5 Minuten oder bis die Schaumbildung einsetzt.

3. Die Hefemischung mit dem Olivenöl und den Rosinen vermischen.

4. Mischen Sie die trockenen Zutaten mit der Hefemischung in der Schüssel einer Küchenmaschine. Mit einem Mixer mittlerer Geschwindigkeit vermischen, bis alles vollständig vermischt ist.

5. Nachdem Sie die Kastenform eingefettet haben, übertragen Sie den Teig und glätten Sie die Oberseite mit einem Spatel.

6. An einem warmen Ort mit einem sauberen Küchentuch abgedeckt etwa eine Stunde ruhen lassen oder bis sich das Volumen verdoppelt hat.

7. Schalten Sie den Ofen auf hohe Hitze (350 °F, 180 °C).

8. Vierzig bis fünfzig Minuten lang backen oder bis die Oberfläche golden wird und ein hohles Geräusch zu hören ist, wenn man auf das Brot klopft.

9. Lassen Sie das Brot zehn Minuten nach dem Herausnehmen aus der Form auf einem Kuchengitter abkühlen.

Kaloriengehalt (für eine Scheibe):

• 150 Kalorien

3 Gramm Protein

6 Gramm Fett

Zweiundzwanzig Gramm Kohlenhydrate

Ballaststoffe: 2 Gramm

•5 Gramm Zucker

Gemüse- und Cheddar-Focaccia

Benötigte Dinge:

2 Tassen einer glutenfreien Allzweckmehlmischung

• Eine halbe Tasse Mandelmehl

2 Drittel Tasse Tapiokamehl

Xanthangummi, 2 Esslöffel

Trockener Oregano, 1 Teelöffel abmessen

1 Teelöffel zerbröselter Rosmarin

Trockener Thymian, 1 Teelöffel abmessen

• Ein Teelöffel Chilipulver

eine halbe Tasse geriebener Parmesankäse (oder ein milchfreier Ersatz)

• Eine Packung aktive Trockenhefe mit 2 1/4 Teelöffeln

Eine Tasse Wasser mit einer Temperatur von mindestens 110 Grad Fahrenheit (43 Grad Celsius)

die benötigte Menge Olivenöl, also zwei Esslöffel

• Mit etwas Olivenöl beträufeln

• Eine Prise grobes Meersalz

Anweisungen:

1. Geriebener Parmesan, getrockneter Oregano, getrockneter Rosmarin, getrockneter Thymian, Xanthangummi, glutenfreies Allzweckmehl, Mandelmehl, Tapiokamehl und Knoblauchpulver werden alle in einer Schüssel vermischt.

2. Hefe und warmes Wasser in einem separaten Becken verrühren. Warten Sie 5 Minuten oder bis die Schaumbildung einsetzt.

3. Die Hefemischung mit dem Olivenöl vermischen.

4. Mischen Sie die trockenen Zutaten mit der Hefemischung in der Schüssel einer Küchenmaschine. Mit einem Mixer mittlerer Geschwindigkeit vermischen, bis alles vollständig vermischt ist.

5. Übertragen Sie den Teig auf ein mit Backpapier ausgelegtes Backblech und drücken Sie ihn zu einem flachen Rechteck flach.

6. An einen warmen Ort stellen und mit einem sauberen Küchentuch abdecken und etwa 45 Minuten gehen lassen.

7. Schalten Sie den Ofen auf hohe Hitze (375 °F, 190 °C).

8. Den aufgehenden Teig mit zusätzlichem Olivenöl beträufeln und mit grobem Meersalz bestreuen.

9. 25–30 Minuten backen oder bis die Focaccia goldbraun ist.

10. Nachdem das Backblech 5 Minuten lang abgekühlt ist, legen Sie es auf einen Rost.

Nährstoffwert pro Portion:

Kalorienaufnahme: 180

4 Gramm Protein

Fett: 9 Gramm

• 20 Gramm Kohlenhydrate

Ballaststoffe: 2 Gramm

1 Gramm Zucker

Entdecken Sie die Welt glutenfreier Brote und Brötchen mit diesen Rezepten, die Ihre Backgewohnheiten verändern werden. Egal, was Sie zubereiten, vom traditionellen Sandwich auf glutenfreiem Brot bis hin zu nach Rosmarin und Knoblauch duftenden Brötchen, Sie können sicher sein, dass es gesund und lecker ist. Tauchen Sie ein in die Kunst des glutenfreien Backens und genießen

Sie die Freude, hochwertiges Brot herzustellen, das Ihren Ernährungsvorschriften entspricht.

KAPITEL 10

Süße Leckereien

Probieren Sie eines dieser köstlichen glutenfreien Desserts und geben Sie Ihrem süßen Verlangen nach. Gönnen Sie sich das dekadente Schokoladen-Avocado-Mousse und die köstlichen Blaubeer-Muffins aus Mandelmehl – Rezepte, die Ihre glutenfreie kulinarische Reise bereichern werden. Vorbei sind die Zeiten langweiliger glutenfreier Lebensmittel; Treten Sie ein in ein Reich puren Vergnügens.

Avocado-Schokoladenmousse

Was du brauchst:

• Geschälte und entkernte Avocados (zwei), die reif sind

• 50 Milliliter ungesüßtes Kakaopulver

eine halbe Tasse Agavendicksaft oder Ahornsirup

Eine viertel Tasse Kokosmilch

• Ein Teelöffel Vanillearoma

Salz, eine Prise

• Leckere Beeren runden das Ganze ab

Anweisungen:

1. Geben Sie reife Avocados, Kakaopulver, Ahornsirup oder Agavendicksaft, Kokosmilch, Vanilleextrakt und etwas Salz in eine Küchenmaschine oder einen Mixer.

2. Verquirlen oder mischen, bis alles gut vermischt ist.

3. Stellen Sie die Mousse vor dem Verzehr mindestens eine Stunde lang in den Kühlschrank.

4. Mit einer Garnitur aus frischen Beeren servieren.

Portionsgröße und Nährstoffgehalt:

• 220 Kalorien

Protein: 3 Gramm

Fett: fünfzehn Gramm

Glykämischer Index: 24

- 7 g Ballaststoffe

12 Gramm Zucker

Blaubeermuffins aus Mandelmehl

Was du brauchst:

- 2 Tassen Nüsse

Eine halbe Tasse Kokosmehl

- Backpulver, 1 Teelöffel

Salz, ein halber Teelöffel

- Drei große Eier

1/2 Tasse geschmolzenes Kokosöl

- Honig oder Ahornsirup, eine halbe Tasse

- Ein Teelöffel Vanillearoma

- Eine Tasse reife Blaubeeren

Anweisungen:

1. Bereiten Sie ein Muffinblech vor, indem Sie es mit Papierförmchen auslegen und den Ofen auf 180–180 °C vorheizen.

2. Das Mehl von Mandeln, Kokosnüssen, Backpulver und Salz in einer Rührschüssel vermischen.

3. Nachdem die Eier in einer Schüssel geschlagen wurden, vermischen Sie sie mit dem geschmolzenen Kokosöl, Honig (oder Ahornsirup) und Vanilleessenz. Gründlich vermischen.

4. Kombinieren Sie einfach die trockenen und nassen Komponenten, indem Sie sie miteinander verrühren.

5. Die frischen Blaubeeren hinzufügen und vorsichtig vermischen.

6. Geben Sie den Teig in jedes Muffinblech.

7. Nachdem Sie einen Zahnstocher in die Mitte gesteckt haben, backen Sie ihn 20–25

Minuten lang oder bis er sauber herauskommt.

8. Lassen Sie die Muffins vor dem Servieren abkühlen.

Nährstoffdichte (pro Muffin):

• 200 Kalorien

die Proteinmenge: 6 Gramm

Fett: fünfzehn Gramm

• 14 Gramm Kohlenhydrate

4 Gramm Ballaststoffe

Sieben Gramm Zucker

Keksrezept: Schokoladenstückchen mit Kokosmehl

Was du brauchst:

Eine halbe Tasse Kokosmehl

1/2 Tasse geschmolzenes Kokosöl

eine halbe Tasse Agavendicksaft oder Ahornsirup

• zwei große Eier

• Ein Teelöffel Vanillearoma

• Backpulver, ein halber Teelöffel

Salz, eine Prise

• Eine halbe Tasse Schokoladenstückchen, dunkel

Anweisungen:

1. Ein Backblech mit Backpapier auslegen und den Ofen auf 180 °C (350 °F) einstellen.

2. Kokosmehl, geschmolzenes Kokosöl, Ahornsirup oder Agavendicksaft, Eier, Vanilleextrakt, Backpulver und eine Prise

Salz in eine Schüssel geben. Den Vanilleextrakt unterrühren.

3. Alle Zutaten gründlich vermischen, bis ein dicker Teig entsteht.

4. Fügen Sie die dunklen Schokoladenstückchen hinzu.

5. Den Teig löffelweise auf das vorgeheizte Backblech geben.

6. Drücken Sie jeden Keks mit der Rückseite eines Löffels leicht flach.

7. Um braune Ränder zu erhalten, 10 bis 12 Minuten backen.

8. Lassen Sie die Kekse einige Minuten auf dem Backblech abkühlen, bevor Sie sie auf einen Rost legen.

Kaloriengehalt (pro Cookie):

120 Kalorien

2 Gramm Protein

Fett: 9 Gramm

• 10 Gramm Kohlenhydrate

Ballaststoffe: 2 Gramm

6 Gramm Zucker

Köstlicher Chia-Samen-Pudding mit Vanille-Zuckerguss

Was du brauchst:

viertel Tasse Chiasamen

– Eine Tasse glatte Kokosmilch

• Ein Löffel Honig oder Ahornsirup

• Ein Teelöffel Vanillearoma

Als Garnitur nur frisches Obst verwenden.

Anweisungen:

1. Chiasamen, Kokosmilch, Ahornsirup, Honig und Vanilleessenz in eine Schüssel geben.

2. Stellen Sie durch gründliches Rühren sicher, dass keine Chiasamenklumpen vorhanden sind.

3. Gelegentlich umrühren, um ein Verklumpen zu vermeiden, während es mindestens 2 Stunden lang, vorzugsweise über Nacht, abkühlt.

4. Nachdem die Mischung eingedickt ist, in Servierschalen füllen.

5. Vor dem Servieren mit frischem Obst garnieren.

Portionsgröße und Nährstoffgehalt:

• Ungefähr 180 Kalorien

4 Gramm Protein

Kalorien: 12g

- 14 Gramm Kohlenhydrate

- 7 g Ballaststoffe

6 Gramm Zucker

Nussreiches Bananenbrot

Was du brauchst:

- 2 Tassen Nüsse

4,25 Unzen Kokosmehl

- Backpulver, 1 Teelöffel

Salz, ein halber Teelöffel

- Drei reife Bananen zerdrücken

- Drei große Eier

- 1/4 Tasse Kokosöl geschmolzen

- Eine viertel Tasse Ahornsirup oder Honig

- Ein Teelöffel Vanillearoma

- Ungefähr eine halbe Tasse Walnüsse

Anweisungen:

1. Stellen Sie die Ofentemperatur auf 350 °F oder 180 °C ein und bestreichen Sie eine Kastenform mit Butter.

2. Das Mehl von Mandeln, Kokosnüssen, Backpulver und Salz in einer Rührschüssel vermischen.

3. Zerdrücken Sie die Bananen und geben Sie die Eier, erhitztes Kokosnussöl, Honig (oder Ahornsirup) und Vanilleextrakt in eine separate Schüssel.

4. Die trockenen Zutaten mit den nassen vermengen und verrühren, bis alles vermischt ist.

5. Mit den gehackten Walnüssen vermischen.

6. Nachdem die Kastenform fertig ist, den Teig einfüllen.

7. Eine halbe bis anderthalb Stunden kochen lassen, oder bis ein in die Mitte gesteckter Zahnstocher sauber herauskommt.

8. Wenn das Bananen-Walnuss-Brot abgekühlt ist, schneiden Sie es in Scheiben.

Kaloriengehalt (pro Portion):

• 220 Kalorien

die Proteinmenge: 6 Gramm

16, g Fett

16 Gramm Kohlenhydrate

3, g Ballaststoffe

9 Gramm Zucker

Verschiedene Beeren-Tarte

Was du brauchst:

• Vier Tassen verschiedener Beeren, darunter Brombeeren, Blaubeeren, Himbeeren und Erdbeeren.

Honig oder Ahornsirup, 2 Teelöffel

1 Teelöffel Zitronensaft

• Ein Teelöffel Vanillearoma

• 1/4 Tasse Haferflocken, die frei von Gluten sind

Eine viertel Tasse Mandelmehl

2 Esslöffel geschmolzenes Kokosöl

• 2 Esslöffel gehackte Nüsse (z. B. Walnüsse oder Mandeln)

Anweisungen:

1. Fetten Sie eine Auflaufform ein und stellen Sie die Ofentemperatur auf 375 °F oder 190 °C ein.

2. Beeren, Honig oder Ahornsirup, Zitronensaft und Vanilleessenz in einer Schüssel vermischen und gut umrühren.

3. Nachdem Sie die Auflaufform fertig haben, geben Sie die Beerenmischung hinein.

4. Haferflocken, Mandelmehl, gehackte Mandeln und geschmolzenes Kokosöl in einer anderen Schüssel vermischen.

5. Die Beeren mit der Hafermischung belegen.

6. Die Beeren sollten aufplatzen und der Belag sollte nach 25 bis 30 Minuten im Ofen goldbraun werden.

7. Lassen Sie die Beeren vor dem Servieren knusprig und etwas abkühlen.

Portionsgröße und Nährstoffgehalt:

• Ungefähr 180 Kalorien

Protein: 3 Gramm

Fett: 9 Gramm

25 Gramm Kohlenhydrate

6, g Ballaststoffe

14, g Zucker

Ohne Gluten können Sie mit diesen glutenfreien Alternativen alle zuckerhaltigen Leckereien genießen, die Sie lieben. Schokoladen-Avocado-Mousse mit seiner samtigen Fülle und Bananen-Walnuss-Brot mit seinem beruhigenden Aroma sind nur zwei Beispiele für die vielen köstlichen und dekadenten glutenfreien Rezepte, die es gibt. Gönnen Sie sich diese süßen Kurzurlaube und entdecken Sie neue Möglichkeiten, glutenfreie Desserts mit köstlichen, gesunden Zutaten zu genießen.

KAPITEL 11

Getränke: Belebende Getränke, die glutenfrei sind

Diese köstlichen glutenfreien Getränkeoptionen werden Ihren Gaumen und Ihre Ernährung befriedigen, ohne auf Stil zu verzichten. Alle diese Gerichte sind glutenfrei und versprechen eine Geschmackssymphonie, von belebenden grünen Smoothies bis hin zu beruhigender Kurkuma-Goldmilch. Diese belebenden Getränke stillen Ihren Durst und verleihen Ihrem Tag eine gesunde Portion Feuchtigkeit und Nährstoffe.

Grüner Smoothie der Göttin

Was du brauchst:

• Eine Tasse junger, kräftiger Spinat

• Eine halbe Gurke, der Länge nach aufschneiden

• Eine halbe Avocado, den Kern entfernen und schälen

Eine halbe Banane

• Eine halbe Tasse gewürfelte Ananas

• Chiasamen, 1 Esslöffel

1 Tasse Wasser aus Kokosnüssen

• Optional: Eiswürfel

Anweisungen:

1. Geben Sie die folgenden Zutaten in einen Mixer: gehackte Gurke, Avocado, Banane,

Ananas, Chiasamen und Kokoswasser. Alles glatt rühren.

2. Verquirlen oder mischen, bis alles gut vermischt ist.

3. Für zusätzliche Kühle können Sie gerne Eiswürfel hinzufügen.

4. Holen Sie sich ein Glas und genießen Sie die belebende grüne Köstlichkeit.

Portionsgröße und Nährstoffgehalt:

• Ungefähr 180 Kalorien

4 Gramm Protein

Eine 10-Gramm-Portion Fett

Zweiundzwanzig Gramm Kohlenhydrate

• 8 g Ballaststoffe

10, g Zucker

Goldene Kurkumamilch

Was du brauchst:

- Eine Tasse Mandelmilch ohne Zucker

- Ein Teelöffel Kurkumapulver

ein halber Teelöffel Zimt, gemahlen

2,5 Milligramm gemahlener Ingwer

- Etwas schwarzer Pfeffer, gehackt

Honig oder Ahornsirup, einen Teelöffel abmessen

2,5 Milliliter Vanilleessenz

Anweisungen:

1. Mandelmilch sollte in einem kleinen Topf bei mittlerer bis niedriger Hitze erhitzt werden.

2. Den gemahlenen Ingwer, Zimt, Kurkuma, schwarzen Pfeffer, Honig (oder Ahornsirup) und Vanilleessenz untermischen.

3. Wenn die goldene Milch köchelt, aber nicht kocht, vom Herd nehmen und gelegentlich umrühren.

4. Genießen Sie die wohlige Wärme beim Einschenken in eine Tasse.

Portionsgröße und Nährstoffgehalt:

Achtzig Kalorien

1 Gramm Protein

drei Gramm Fett

• 13 Gramm Kohlenhydrate

1 Gramm Ballaststoffe

9 Gramm Zucker

Smoothie mit Beeren-Blast

Was du brauchst:

• 1 Tasse verschiedene Beeren, wie Himbeeren, Blaubeeren und Erdbeeren

Eine halbe Banane

Griechischer Joghurt (oder ein milchfreier Ersatz) eine halbe Tasse

• Leinsamen, 1 Esslöffel

• Mandelmilch, viertel Tasse

• Optional: Eiswürfel

Anweisungen:

1. Smoothie mit Mandelmilch, Leinsamen, Banane, griechischem Joghurt und gemischten Beeren.

2. Verquirlen oder mischen, bis alles gut vermischt ist.

3. Wenn Sie es kälter mögen, fügen Sie ein paar Eiswürfel hinzu.

4. Genießen Sie den Farbblitz, wenn Sie ihn in ein Glas gießen.

Portionsgröße und Nährstoffgehalt:

Es gibt 150 Kalorien.

8, g Protein

6, g Fett

• 20 Gramm Kohlenhydrate

6, g Ballaststoffe

10, g Zucker

Wasser mit Gurken- und Minzgeschmack

Was du brauchst:

• dünn geschnittene Gurke, die Hälfte davon

• Eine halbe Zitrone grob hacken.

• Frisch gepflückte Minzblätter

• Wasser 1,5 Liter

2. Eiswürfel

Anweisungen:

1. Schneiden Sie die Zitrone in Scheiben, fügen Sie die Gurke hinzu und geben Sie die frischen Minzblätter in einen großen Krug.

2. Geben Sie Wasser in den Krug.

3. Für mindestens zwei Stunden in den Kühlschrank stellen, damit sich die Aromen vermischen.

4. Dieses erfrischende Getränk lässt sich am besten auf Eis genießen und servieren.

Portionsgröße und Nährstoffgehalt:

Wenig Kalorien: null

0 Gramm Protein

0 Gramm Fett

• Kohlenhydrate: 0 Gramm

0 Gramm Ballaststoffe

Ohne Zuckerzusatz.

Erfrischende Ananas-Kokos-Formel

Was du brauchst:

1 Tasse frische Ananasstücke

Kokoswasser, 1/2 Tasse abmessen

1/4 Tasse frischer Limettensaft

• Ein Löffel Honig oder Agavennektar

• Geriebener Ingwer, 1/2 Teelöffel

2. Eiswürfel

Anweisungen:

1. Geben Sie etwas geriebenen Ingwer, etwas frischen Limettensaft, etwas Agavensirup oder Honig, einige frische Ananasstücke und etwas Kokoswasser in einen Mixer.

2. Die Mischung pürieren.

3. Für ein erfrischendes und tropisches Getränk einfach auf Eis gießen.

Portionsgröße und Nährstoffgehalt:

120 Kalorien

1 Gramm Protein

Ein Gramm Fettgehalt

300 Milligramm Kohlenhydrate

Ballaststoffe: 2 Gramm

(23 Gramm) Zucker

Erdbeer-Basilikum-Eistee

Was du brauchst:

2 gewürfelte Mangos, die geschält wurden

• Die Blätter von 1/4 Tasse frischem Basilikum

• 4 Teebeutel, schwarz

• Kochendes Wasser für vier Tassen

2 Esslöffel Honig oder Agavendicksaft

2. Eiswürfel

Anweisungen:

1. Geben Sie einige frische Basilikumblätter und gehackte Mangos in einen Mixer und pürieren Sie sie.

2. Für 5 Minuten ziehen lassen, schwarze Teebeutel in einen Topf mit kochendem Wasser geben.

3. Lassen Sie den Tee abkühlen, nachdem Sie die Teebeutel entfernt haben.

4. Abgekühlten schwarzen Tee mit Mango-Basilikum-Püree vermischen.

5. Fügen Sie Honig oder Agavendicksaft hinzu, um die Süße abzuschmecken.

6. Kalt servieren, auf Eis gegossen, direkt aus dem Kühlschrank.

Portionsgröße und Nährstoffgehalt:

• 90 Kalorien

1 Gramm Protein

0 Gramm Fett

Zweiundzwanzig Gramm Kohlenhydrate

Ballaststoffe: 2 Gramm

18 Gramm Zucker

Frischer Minz-Wassermelonen-Slush

Was du brauchst:

• 2 Tassen gewürfelte, frische Wassermelone

• Der Saft einer Limette

1 Esslöffel Minzblätter, frisch gepflückt

• Eine Tasse Eiswürfel

• Optional: Mineralwasser

Anweisungen:

1. Geben Sie einige Eiswürfel, Minzblätter, Limettensaft und frische Wassermelonenwürfel in einen Mixer.

2. Die Mischung pürieren.

3. In ein Glas geben und bei Bedarf mit Sprudelwasser aufgießen.

4. Wassermelonen-Minz-Slush ist erfrischend und revitalisierend.

Portionsgröße und Nährstoffgehalt:

40 Kalorien

1 Gramm Protein

0 Gramm Fett

• 10 Gramm Kohlenhydrate

1 Gramm Ballaststoffe

Sieben Gramm Zucker

Geschmack, Ernährung und Flüssigkeitszufuhr sind die Themen dieser glutenfreien Getränke, die mehr sind als nur Durstlöscher. Bei keinem dieser Rezepte, vom revitalisierenden Green Goddess Smoothie bis zur beruhigenden Turmeric Golden Milk, müssen Sie sich über Gluten Sorgen machen. Sie alle sind darauf ausgelegt, Ihr Trinkerlebnis zu verbessern. Jeder Schluck dieser glutenfreien Leckerbissen ist ein exquisites Erlebnis; Genießen Sie die Frische, erkunden Sie die Vielfalt und genießen Sie die Köstlichkeiten.

Ein gastronomisches Abenteuer für die Gesundheit:

Eine 14-tägige glutenfreie Diät

Nutzen Sie diesen glutenfreien Ernährungsplan als Ausgangspunkt für eine gesunde und leckere glutenfreie Reise. Diese glutenfreien Rezepte wurden entwickelt, um Vielfalt, Geschmack und Nährstoffbalance zu bieten, ohne auf den Geschmack zu verzichten. Jede Mahlzeit, vom anregenden Morgen bis zum sättigenden Abendessen, ist eine Gelegenheit für ein neues kulinarisches Erlebnis, das die Freiheit eines glutenfreien Lebens würdigt.

TAG 1:

Polenta und Quinoa zum Frühstück

• Benötigte Dinge:

eine halbe Tasse abgespültes Quinoa

• Mandelmilch, eine Tasse

1 Teelöffel heller Ahornsirup

• Gesamtzutaten: frische Beeren

Weidehuhnsalat zum Mittagessen

• Benötigte Dinge:

Auf dem Grill gegarte Wurststücke

• Verschiedene Grünsorten

Tomaten mit Kirsche

Gurke schneiden

Probieren Sie für das Dressing Balsamico-Vinaigrette.

Der Lachs mit Zitronen-Dill-Sauce zum Abendessen

• Benötigte Dinge:

• Filetmelone

Olivenöl, Zitronensaft und frischer Dill ergeben eine Zitronen-Dill-Sauce.

• Spargel wird gedämpft serviert

• Quinoa als Beilage

TAG 2:

Griechisch-Joghurt-Parfait zum Frühstück

• Benötigte Dinge:

Gesunder Joghurt

Ungesüßtes Müsli

• FRISCHES Obst, wie Kiwis, Beeren,

Schüssel mit Quinoa und schwarzen Bohnen zum Mittagessen

• Benötigte Dinge:

Quinoa zubereitet

• Haselnüsse

• Geschnittene Avocado

• Spanien

• Etwas gehackter, frischer Koriander

Zucchini-Nudeln mit Pesto zum Abendessen

• Benötigte Dinge:

Nudeln aus Zucchini

• Selbstgemachtes Basilikumpesto aus Olivenöl, Knoblauch, Pinienkernen und frischem Basilikum

Tomaten mit Kirsche

• Peperonikäse

TAG 3:

Eier, Spinat und Feta zum Frühstück

• Benötigte Dinge:

(1) Eier

•Aktualisierter Spinat

Der Käse-Feta

Tomaten mit Kirsche

Eingewickelter Truthahn und Avocado zum Mittagessen

• Benötigte Dinge:

Tostada ist glutenfrei

• Putenfilets

• Olive

• Verdammt

Balsamico-Vinaigrette

Abendessen: Hühnchen in einer gebackenen Schüssel mit Süßkartoffel-Pommes

• Benötigte Dinge:

Hülsenfrüchte vom Huhn

• In Scheiben geschnittene Süßkartoffeln frittieren

- Paprika, Knoblauchpulver, Salz und Olivenöl sind die Zusätze.

TAG 4:

Lecker!   Chia-Samen-Pudding   zum Frühstück!

- Benötigte Dinge:

Kichererbsensamen

Kokosmilch

Frische Mangoscheiben

- Kokosnussstücke zum Garnieren

Quinoa-Kichererbsen-Salat   zum Mittagessen

- Benötigte Dinge:

" Quinoa"

- Kichererbse

Tomaten mit Kirsche

• Wassermelone

Der Käse-Feta

Dressing aus Zitrone und Tahini

• Benötigte Dinge:

Die Meeresfrüchte

• Brokkoli-Blöcke

• Paprika, Glocke

• Glutenfreie Sojasauce

- Ingwer, Knoblauch und Sesamöl-

TAG 5:

- Benötigte Dinge:

Eine Banane

Milch aus Mandeln

Gesunder Joghurt

- Walnüsse'

- Vater

Ein Caprese-Salat zum Mittagessen

- Benötigte Dinge:

- Frischer Mascarpone

- Pfeffer

- Basilikumblätter

ein Balsamico-Topping

Abendessen: Lasagne mit Auberginen

- Benötigte Dinge:

- Aubergine, in Scheiben geschnitten

- Hackfleisch oder Truthahn

- Tomatensosse

- Quark

- Spinat schichten

TAG 6:

Morgenmahlzeit: Pfannkuchen ohne Gluten

- Benötigte Dinge:

Rezept für glutenfreie Pfannkuchen

Milch aus Mandeln

- Gesamtzutaten: frische Beeren

Gemüse-Linsen-Suppe zum Mittagessen.

- Benötigte Dinge:

- Hülsenfrüchte

- Zwiebeln, Sellerie, Karotten

Gemüsebrühe

Blattgemüse

Die Verwendung von in Italien heimischen Kräutern

Mango-Salsa mit gegrilltem Schwertfisch zum Abendessen

- Benötigte Dinge:

Fleisch vom Schwertfisch

- Mangosalsa aus frischen Mangos, roten Zwiebeln, Koriander und Limettensaft

Tag 7:

Overnight Oats zum Frühstück

- Benötigte Dinge:

Hafer auf Getreidebasis

Kichererbsensamen

Milch aus Mandeln

• Erdbeerscheiben

Mittagessen: Caesar-Salat mit Hühnchen

• Benötigte Dinge:

• In Brie gebratene Hähnchenscheiben

Salat (Romana)

Glutenfreie Croutons

• Eine Art Verband

Abendessen: Mit Pilzen gefüllte Paprika

• Benötigte Dinge:

• Paprika, Glocke

" Quinoa"

Truthahn, gemahlen

• Tomatensosse

• Extra geschmolzener Käse

TAG 8:

Schüssel Smoothies zum Frühstück

• Benötigte Dinge:

eine Vielzahl von Beeren

Eine Banane

Milch aus Mandeln

• Optionale Toppings: Chiasamen, Kokosraspeln, glutenfreies Müsli

Mittagessen: Hähnchen gefüllt mit Spinat und Feta

• Benötigte Dinge:

• Hähnchenbrust

•Aktualisierter Spinat

Der Käse-Feta

- Mit Zitrone und Knoblauch marinieren

Gemüsecurry über Blumenkohlreis zum Abendessen

- Benötigte Dinge:

- Gemüse in einer Mischung

- Soße für Curry

- Reis für Blumenkohl

TAG 9:

Makkaroni-Zimt-Muffins zum Frühstück

- Benötigte Dinge:

1. Mehl aus Mandeln

Mehl aus Kokosnüssen

Früchte: Äpfel

Das Gewürz Zimt

(1) Eier

Mittagessen: Avocado-Quinoa-Salat

• Benötigte Dinge:

Quinoa

• Olive

Tomaten mit Kirsche

• Zwiebel, rot

• Ein Limetten-Koriander-Dressing

Gebackener Kabeljau mit Zitronen-Kräuter-Kruste zum Abendessen

• Benötigte Dinge:

• Kabeljaufilets

Knuspriges Brot ohne Gluten

- Kräuter werden neu angebaut (Dill, Petersilie)

- Zitrusschale

TAG 10:

Smoothie mit tropischen Früchten zum Mittagessen

- Benötigte Dinge:

- Banane

- Mango

Kokosmilch

Gesunder Joghurt

Mittagsmahlzeit: Gefüllte Paprika mit Quinoa und Truthahn

- Benötigte Dinge:

- Paprika, Glocke

Truthahn, gemahlen

Quinoa

• Tomatensosse

• Gewürze aus Mexiko

Risotto mit Butternusskürbis zum Abendessen

• Benötigte Dinge:

Toscano-Reis

• Gequetschte Butternuss

Gemüsebrühe

• Cheddar-Käse

TAG 11:

Glutenfreie Frischkäse-Bagels zum Frühstück

- Benötigte Dinge:

Bagels, die kein Gluten enthalten

- Frischkäse, Milchprodukte oder keine Milchprodukte

- Optional: Räucherlachs und Kapern

Salat mit Garnelen und Avocado zum Mittagessen

- Benötigte Dinge:

Die Meeresfrüchte

- Olive

- Verschiedene Grünsorten

Ein Vinaigrette-Dressing mit Limette

Abendessen: Zoodle-Suppe mit Hühnchen.

- Benötigte Dinge:

- Hühnerbrühe

- Entbeintes und serviertes Hähnchen

Nudeln aus Zucchini

- Zwiebeln, Sellerie, Karotten

TAG 12:

Frühstück: Muffins aus Himbeer- und Mandelmehl

- Benötigte Dinge:

1. Mehl aus Mandeln

- Frisch gepflückte Himbeeren

(1) Eier

Extrakt aus Vanille

Mit Quinoa und Kichererbsen gefüllter Eichelkürbis zum Mittagessen

- Benötigte Dinge:

Für den Eichelkürbis

Quinoa zubereitet

• Kichererbse

Preiselbeeren aus der Dose

Das Gewürz Zimt

Zum Abendessen mit Rindfleisch und Gemüse anbraten

• Benötigte Dinge:

Rührei

Zuckererbsen, Paprika, Brokkoli

Eine glutenfreie Pfannensauce

TAG 13:

Bananen-Erdnussbutter-Smoothie zum Frühstück

• Benötigte Dinge:

Eine Banane

1. Butter aus Erdnüssen

Milch aus Mandeln

Kichererbsensamen

Salat mit griechischem Quinoa zum Mittagessen

• Benötigte Dinge:

Quinoa

Tomaten mit Kirsche

• Wassermelone

• Oliven aus Kalamata

Der Käse-Feta

Dressing aus Griechenland

• Benötigte Dinge:

• Kürbis für Spaghetti

•Puten- oder Rinderhackfleisch"

• Tomatensosse

Die Verwendung von in Italien heimischen Kräutern

TAG 14:

• Benötigte Dinge:

1. Mehl aus Mandeln

(1) Eier

• Frisch gepflückte Blaubeeren

• Mit Ahornsirup beträufeln.

Linsen- und Gemüsepfanne zum Mittagessen

• Benötigte Dinge:

Suppenlinsen

• Gemüse in gemischter Kombination (Brokkoli, Karotten, Tomaten)

Die Teriyaki-Sauce ist glutenfrei.

Probieren Sie zum Abendessen diese Stapel gegrilltem Gemüse und Quinoa.

• Benötigte Dinge:

• Gegrillte Paprika, Auberginen und Zucchini

Garniert mit gekochtem Quinoa

Tragen Sie eine Schicht Balsamico-Glasur auf.

Dieser glutenfreie 14-Tage-Speiseplan sorgt nicht nur für eine ausgewogene Nährstoffmischung, sondern berücksichtigt auch unterschiedliche Geschmacksvorlieben. Jeder Tag bringt ein neues kulinarisches Abenteuer mit sich, sei es ein proteinreicher Salat mit gegrilltem Hähnchen oder ein wohltuendes Butternusskürbis-Risotto. Genießen Sie die Aromen, genießen Sie die Vielfalt und erleben Sie die nährende Reise eines glutenfreien Lebens.

ABSCHLUSS

Umfassen Sie einen glutenfreien Lebensstil

Am Ende dieses glutenfreien kulinarischen Abenteuers wird deutlich, dass eine glutenfreie Ernährung mehr als nur eine Diät ist; Es ist eine freudige Feier vielfältiger Geschmacksrichtungen, gesunder Ernährung und der Freude, seine eigenen, einzigartigen Mahlzeiten zuzubereiten. In diesem Kochbuch haben wir eine Menge Rezepte durchgesehen, die alle sorgfältig ausgearbeitet wurden, um Ihre Mahlzeiten angenehmer zu machen und gleichzeitig Gluten zu entfernen.

Bei unserer Erkundung der glutenfreien Grundlagen haben wir alles behandelt, was Sie wissen müssen, um in einer glutenfreien Küche erfolgreich zu sein, von den Besonderheiten glutenfreier Mehle bis hin zum Backen, ohne auf Geschmack zu verzichten. Sie waren darauf vorbereitet, Ihre glutenfreie kulinarische Reise mit den Artikeln und Geräten zu beginnen, die Sie in der Rubrik „Küchenbedarf" finden. Dies zeigt, dass eine gut ausgestattete Küche die Grundlage für köstliche glutenfreie Mahlzeiten ist.

Diese Rezepte unterstrichen die Vielseitigkeit glutenfreier Zutaten, vom appetitlichen Frühstücksgenuss über die sättigenden Hauptgerichte bis hin zum süßen Dessertbereich. Dank der umfassenden Auflistung der Zutaten, Mengen und Nährwertangaben konnten Sie leckere Mahlzeiten genießen und gleichzeitig fundierte Entscheidungen treffen, die Ihre Gesundheitsziele unterstützten.

Der 14-tägige Speiseplan, der glutenfreie Köstlichkeiten in eine große Auswahl an leckeren und abwechslungsreichen Gerichten integriert, bietet einen umfassenden Leitfaden. Dieser Speiseplan machte das glutenfreie Leben einfacher und angenehmer, indem er einen Leitfaden für eine Vielzahl sättigender Mahlzeiten bereitstellte, darunter ein herzhaftes Frühstück, ein herzhaftes Mittagessen und ein herzhaftes Abendessen.

Denken Sie daran, dass der glutenfreie Lebensstil eher eine Chance ist, neue Geschmacksrichtungen zu entdecken und die Vielfalt zu genießen, während Sie sich an den

Rezepten erfreuen und die Vielfalt auf diesen Seiten genießen. Es ist eine Gelegenheit, kopfüber in die glutenfreie Küche einzutauchen, exotische Zutaten auszuprobieren und Ihre Beziehung zum Essen neu zu denken.

Schließlich ist dieses glutenfreie Kochbuch mehr als nur eine Rezeptsammlung; Es beweist, dass ein glutenfreier Lebensstil dennoch köstlich und erfüllend sein kann. Egal, ob Sie aus beruflichen oder persönlichen Gründen auf Gluten verzichten möchten, diese Rezepte werden bei Ihrer nächsten Mahlzeit mit Sicherheit ein Hit sein.

Dann rüsten Sie sich mit den Informationen hier, genießen Sie den vollen Geschmack glutenfreier Lebensmittel und lassen Sie Ihrer Fantasie in der Küche freien Lauf. Ich hoffe, dass diese glutenfreien Rezepte nicht nur gut schmecken, sondern Sie auch dazu motivieren, mit einer positiven Einstellung, einer Freude am Lernen und einem Verständnis für all die köstlichen Möglichkeiten, die es gibt, auf Ihrem Weg zur glutenfreien Ernährung weiter voranzuschreiten. Mögen Sie mit guter Gesundheit, viel Freude und der Fähigkeit gesegnet sein, jeden glutenfreien Bissen zu genießen!